U0121667

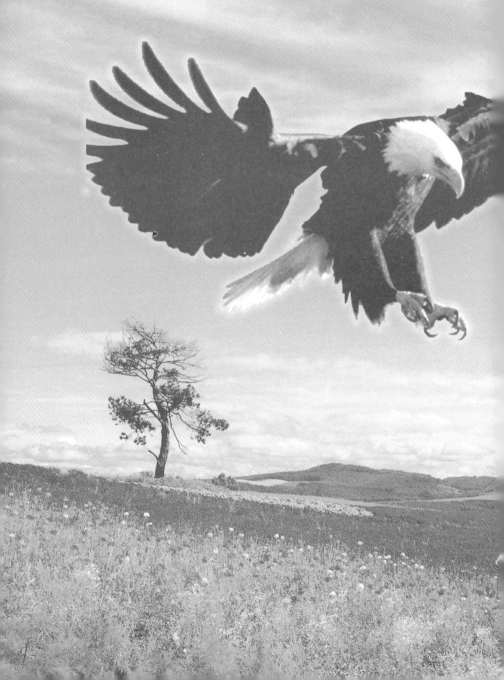

大展好書　好書大展
品嘗好書　冠群可期

大展好書　好書大展

品嘗好書　冠群可期

休閒保健叢書37

手診手療健康法

附VCD

王　穎
李　迪　主編
廖　輝

品冠文化出版社

國家圖書館出版品預行編目資料

手診手療健康法／王穎　李迪　廖輝　主編
——初版，——臺北市，品冠文化，2016〔民105.11〕
面；21公分 ——（休閒保健叢書；37）
ISBN 978-986-5734-54-1（平裝；附影音光碟）
1.按摩　2.穴位療法　3.手
413.92　　　　　　　　　　　　　　　　105014741

【版權所有 · 翻印必究】

手診手療健康法 附VCD

主　　編／王穎　李迪　廖輝
責任編輯／壽亞荷
發 行 人／蔡孟甫
出 版 者／品冠文化出版社
社　　址／台北市北投區（石牌）致遠一路2段12巷1號
電　　話／（02）28233123 · 28236031 · 28236033
傳　　眞／（02）28272069
郵政劃撥／19346241
網　　址／www.dah-jaan.com.tw
E - mail／service@dah-jaan.com.tw
承 印 者／凌祥彩色印刷有限公司
裝　　訂／眾友企業公司
排 版 者／弘益電腦排版有限公司
授 權 者／遼寧科學技術出版社
初版1刷／2016年（民105年）11月

定　價／330元

●本書若有破損、缺頁請寄回本社更換●

目　錄

<1> 手 療 效 果 很 顯 著

<2> 手 療 美 容 美 體

<3> 手 診 、 手 療 治 百 病

〈1〉

手療效果很顯著

手部常用按摩手法

點法

是用拇指或中指指端，或食指近端指關節等部位點壓的方法。適用於骨縫處的穴區和要求力度大而區域較小的部位。

按法

是用拇指指尖或指腹垂直平壓於手部穴區並以按壓為主的方法，常與點法、揉法配合運用。

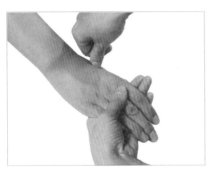

點法

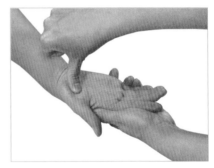

按法

適用於手部平坦的穴區。

揉法

是用中指或拇指指腹按於手部穴區上，做輕柔和緩的旋轉揉動的方法。

適用於表淺或開闊的穴區。

推法

是用指、掌、掌根、單指、

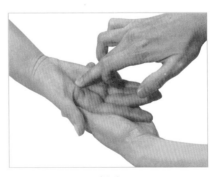

揉法

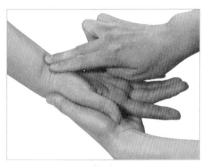

推法

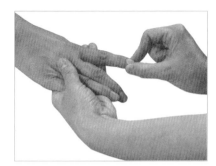

掐法

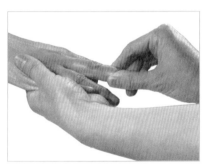

捻法

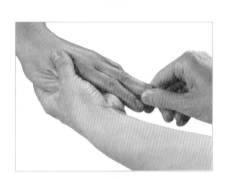

搖轉法

多指及大小魚際側，著力於一定部位，單向直線移動的方法。

適用於手部縱向長線實施或沿指向各側施行。

掐法

是用拇指頂端甲緣重按穴區或以拇指分其餘四指頂端甲緣相對夾持穴區的施術方法，是手部按摩手法中刺激量最強的一種方法。

適用於掌指關節結合部及掌骨間縫部位或十指末端。

捻法

是用拇指、食指或中指掌面夾持住施術部位，兩指或三指相對做搓揉的方法。適用於手指各部小關節。

搖轉法

是使手部指關節、手腕關節做被動均勻的環形動作的方法。

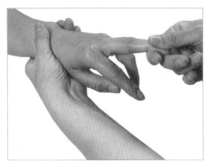

拔伸法

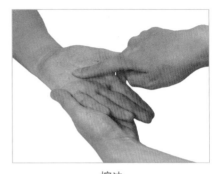

擦法

適用於手部指節、手腕部關節部位。

拔伸法

是在關節上、下端，沿肢體縱軸方向，用力做相反方向的牽拉、牽引動作，從而使關節間隙增大的方法。

適用於手指指關節、掌指關節及腕關節、手部關節。

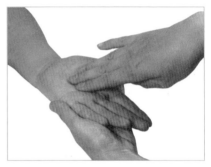

摩法

擦法

是用單指或手掌大小魚際及掌根部，附著於手部的一定部位，緊貼皮膚進行往返快速直線運動的方法。

適用於手掌、手指部順骨骼走向的穴位區操作。

摩法

是用食指、中指、無名指指腹摩於手部穴位上，按順時針或逆時針方向做環行撫動摩擦的方法。

適用於手部相對開闊的部位及其他重手法後的放鬆調整。

手療注意事項與禁忌

（一）手療注意事項

（1）按摩室內要保持清靜、整潔、避風、避強光、避免雜訊刺激，保持空氣新鮮。操作者應保持雙手清潔、溫暖，常修指甲。

（2）為了加強療效，防止皮膚破損，在按摩時可選用一定的潤滑劑，如滑石粉、按摩乳、香油、薄荷水、白酒、蔥薑汁等。

（3）按摩前後，被操作者應飲溫開水1杯，將有利於血液循環和排除體內毒素。

（4）飯前、飯後1小時內不宜按摩，並避免在過饑、過飽、酗酒或過度疲勞時做保健按摩。

（5）對慢性病，可按療程連續治療。對症選穴後，採用指尖點按或按揉手法，力量柔和深透。治療各種關節、軟組織損傷時（如頸部、腰部），應邊施手法，邊囑患者活動患部。

（6）施術力度要根據被操作者的不同體質、不同病症和不同穴位而選擇適宜的手法，變化運用。手法不熟練者忌用外力、大力刺激穴位，以免造成手部傷害。

（7）自我保健推拿時間以每天1次為宜，每次20～30分鐘，可選清晨起床後或臨睡前進行。

（二）手療禁忌

（1）手部有創傷、感染或化膿性病灶者。

（2）骨科疾病：如骨折、關節脫位、骨關節結核、骨腫瘤、骨髓炎等。

（3）外傷疾病：如急性腹膜炎、胃十二指腸穿孔、急性闌尾炎等。

（4）各種急慢性傳染病：如非典型肺炎、鼠疫、霍亂、傷寒、流腦、肝炎等。

（5）急性中毒：如煤氣中毒、藥物中毒、食物中毒、毒蛇咬傷等。

（6）嚴重心臟病、精神病、高血壓及腦、肺、肝、腎等病患者。

（7）血液病或有出血傾向的患者。

（8）婦女妊娠期、月經期禁忌，以免引起流產或出血過多。

手部反射區與常用腧穴

（一）手部反射區

大腦（頭部）

位於十指末節螺紋面。

【主治】頭痛、頭暈、失眠、高血壓、中風、腦血管病變、神經衰弱等。

額竇

位於十指頂端約1公分範圍內。

【主治】頭痛、頭暈、失眠及眼、耳、鼻、鼻竇疾患。

垂體

位於雙手拇指指腹中央。

【主治】甲狀腺、甲狀旁腺、腎上腺、性腺等功能失調，小兒生長發育不良，更年期綜合徵，骨質疏鬆，心臟病，高血壓，低血壓。

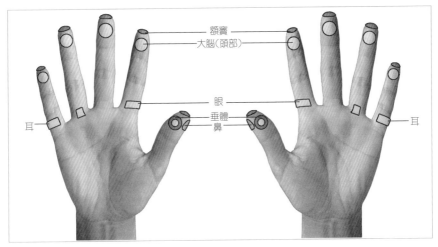

手部反射區圖 1

眼

位於雙手手掌和手背第2、3指指根部。

【主治】眼花、視物模糊、眼部疲勞、結膜炎、角膜炎、青光眼、白內障、近視等眼疾和眼底病變。

鼻

位於雙手掌側拇指末節指腹橈側面的中部。右鼻反射區在左手上，左鼻反射區在右手上。

【主治】鼻炎、鼻塞、鼻出血、嗅覺不靈、上呼吸道感染、頭疼、頭暈。

小腦、腦幹

位於拇指末節指骨體近心臟1/2尺側緣。左小腦、腦幹反射區在右手，右小腦、腦幹反射區在左手。

【主治】頭痛、眩暈、失眠、記憶力減退、震顫麻痹等。

三叉神經

位於拇指指腹尺側緣遠端，即拇指末節指腹遠端1/2尺側緣。

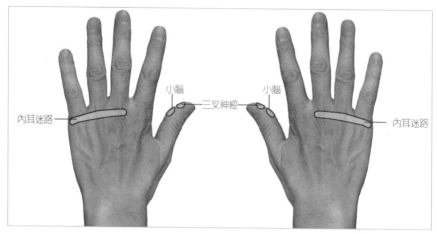

手部反射區圖 2

【主治】偏頭痛、牙痛、眼眶痛、面神經麻痺、三叉神經痛。

耳

位於雙手手掌和手背第4、5指指根部。

【主治】中耳炎、耳鳴、耳聾、眩暈、暈車、暈船等。

內耳迷路（平衡器官）

位於第3、4、5掌指關節之間，第3、4、5指根部結合部。

【主治】頭暈、暈車船、耳鳴、高血壓、低血壓、平衡障礙等。

喉、氣管

位於雙手拇指近節指骨側中央。

【主治】氣管炎、咽喉炎、咳嗽、氣喘、聲音嘶啞等。

舌、口腔

位於雙手拇指背側，指間關節橫紋的中央處。

【主治】口舌生瘡、味覺異常、口腔潰瘍、口乾唇裂、口唇疱疹等。

扁桃體

位於雙手拇指近節背側正中線肌腱的兩側，也就是喉、氣管反

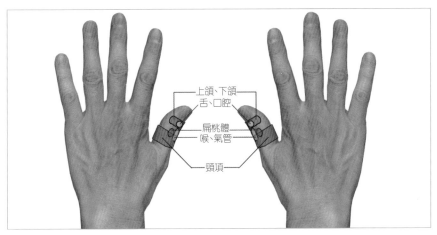

手部反射區圖3

射區的兩側。

【主治】扁桃體炎、上呼吸道感染、發熱等。

上頜、下頜

位於雙手拇指背側，拇指指間關節橫紋與上下最近皺紋之間的帶狀區域，橫紋遠側為上頜，橫紋近側為下頜。

【主治】齲齒、牙周炎、牙齦炎、牙痛、口腔潰瘍、顳下頜關節炎、打鼾等。

頸項

位於雙手拇指近節掌側和背側。

【主治】頸項酸痛、頸項僵硬、落枕、頸椎病、高血壓、消化道疾病等。

斜方肌

位於手掌側面，在眼、耳反射區下方，呈一橫帶狀區域。

【主治】頸、肩、背部疼痛，落枕、頸椎病等。

心臟

位於左手尺側，手掌及手背部第4、5掌骨之間，近掌骨頭處。

【主治】心臟病、高血壓、失眠、盜汗、口舌生瘡、肺部疾患等。

脾

位於左手掌側第4、5掌骨間（中段遠端），膈反射區與橫結腸反射區之間。

【主治】發熱、貧血、高血壓、肌肉酸痛、舌炎、唇炎、食慾不振、消化不良、皮膚病等。

肺、支氣管

肺反射區位於雙手掌側，橫跨第2、3、4、5掌骨，靠近掌指關節區域。支氣管反射區位於中指第3節指骨。中指根部為反射敏感點。

【主治】肺炎、支氣管炎、肺結核、哮喘、胸悶、鼻炎、皮膚病、心臟病、便秘、腹瀉等。

膈、橫膈膜

位於雙手手背，橫跨第2、3、4、5掌骨中點的帶狀區域。

【主治】呃逆、腹痛、噁心、嘔吐等。

肝

位於右手的掌側及背側，第4、5掌骨體中點之間。

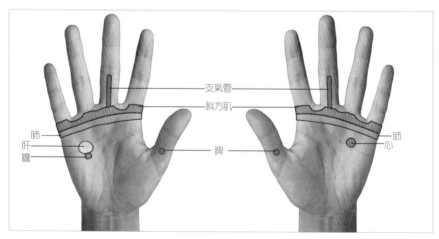

手部反射區圖4

【主治】肝區不適、肝炎、肝硬化、腹脹、腹痛、消化不良、高血脂症、眼病、眩暈、扭傷、指甲疾患等。

膽囊

位於右手的掌側和背側，第4、5掌骨之間，緊靠肝反射區的腕側的第4掌骨處。

【主治】膽囊炎、膽石症、膽道蛔蟲、厭食、消化不良、高血脂症、胃腸功能紊亂、失眠、皮膚病、痤瘡等。

頭頸淋巴結

各手指間根部凹陷處，手掌和手背側均有頭頸淋巴結反射區。

【主治】眼、耳、鼻、舌、口腔、牙齒等疾病，淋巴結腫大，甲狀腺腫大及免疫功能低下。

胸、乳房

位於手背2、3、4掌骨的遠端。

【主治】肺部疾病、食管疾病、心臟病、乳房疾患、胸悶、乳汁不足、胸部軟組織損傷、重症肌無力等。

甲狀腺

雙手掌側第1掌骨近心端起至第1、2掌骨之間，轉向拇指尖方向至虎口邊緣連成帶狀區域、轉彎處為反射區敏感點。

【主治】甲狀腺功能亢進、心悸、失眠、煩躁、肥胖、小兒生長發育不良等。

甲狀旁腺

雙手橈側第1掌指節背部凹陷處。

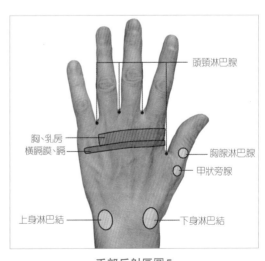

手部反射區圖5

【主治】甲狀腺功能低下或亢進、維生素D缺乏症、低鈣性肌肉痙攣、心臟病、各種過敏性疾病、腹脹、白內障、心悸、失眠、癲癇等。

胸部淋巴結

第1掌指關節尺側。

【主治】各種炎症、發熱、囊腫、癌症、子宮肌瘤、乳腺炎、乳房及胸部腫塊、胸痛、免疫力低下等。

上身淋巴結

雙手背部尺側，手背腕骨與尺骨之間的凹陷中。

【主治】各種炎症、發熱囊腫、子宮肌瘤、免疫低下、癌症等。

下身淋巴結

手背橈側緣，手背腕骨與前臂橈骨之間的凹陷處。

【主治】各種炎症、發熱、水腫、囊腫、子宮肌瘤、蜂窩織炎、免疫力低下等。

腹腔神經叢

雙手掌側第2、3掌骨及第3、4掌骨之間，腎反射區的兩側。

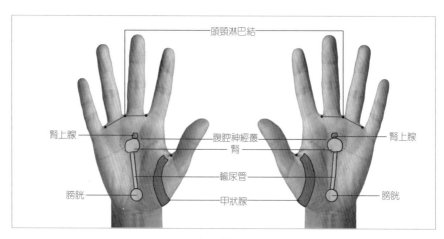

手部反射區圖6

【主治】胃腸功能紊亂、腹脹、腹瀉、胸悶、呃逆、煩躁、失眠、頭痛、更年期綜合徵、生殖系統疾患等。

腎上腺

雙手掌側第2、3掌骨之間，距離第2、3掌骨頭1.5～2.0公分處。

【主治】腎上腺功能亢進或低下、各種感染、過敏性疾病、哮喘、風濕病、心律不整、昏厥、糖尿病、生殖系統疾患等。

腎

位於雙手掌中央，相當於勞宮穴處。

【主治】急慢性腎炎、腎結石、腎功能不全、尿路結石、高血壓、慢性支氣管炎、眩暈、耳鳴、水腫、前列腺炎、前列腺增生等。

膀胱

位於手掌下方，大、小魚際交接處的凹陷部位，其下為頭狀骨骨面。

【主治】腎、輸尿管、膀胱等系統疾患。

輸尿管

位於雙手掌中部腎與膀胱反射區之間的帶狀區域。

【主治】輸尿管結石、尿路感染、腎積水、高血壓、動脈硬化等。

睪丸

位於腕橫紋中點處，相當於手厥陰心包經的「大陵」穴。

【主治】性功能低下等。

前列腺、尿道

位於雙手掌側橫紋中點兩側的帶狀區域。

【主治】前列腺炎、前列腺增生、尿路感染、尿道炎等。

腹股溝

位於雙手掌側腕橫紋的橈側端，橈骨頭凹陷處。相當於「太淵」穴。

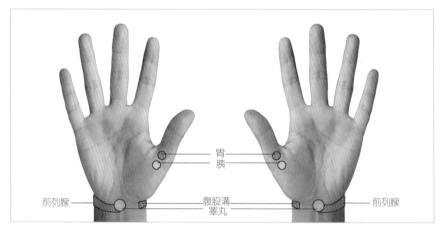

胃
胰
前列腺
腹股溝
睪丸
前列腺

手部反射區圖7

【主治】生殖系統病變、性功能低下、前列腺增生、年老體弱等。

食管、氣管

位於雙手拇指近節指骨橈側，赤白肉際處。

【主治】食管腫瘤、食管炎症、氣管疾患等。

胃

位於雙手第1掌骨體遠端。

【主治】胃炎、胃潰瘍、胃下垂、消化不良、胰腺炎、糖尿病、膽囊疾患等。

胰腺

位於雙手胃反射區與十二指腸反射區之間，第1掌骨體中部。

【主治】胰腺炎、胰腺腫瘤、消化不良、糖尿病等。

十二指腸

位於雙手掌側，第1掌骨體近端，胰反射區下方。

【主治】十二指腸炎、十二指腸潰瘍、食慾不振、腹脹、消化不良等。

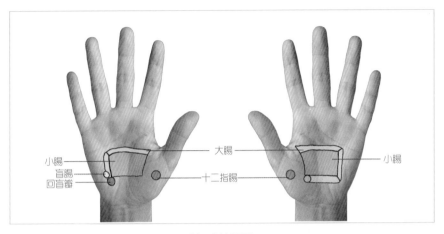

手部反射區圖8

小腸

位於雙手掌心結腸各反射區及直腸反射區所包圍的區域。

【主治】小腸炎症、腹痛、腸功能紊亂、消化不良、心律失常、失眠、貧血等疾患。

大腸

位於雙手掌側中下部分。自右手掌尺側手腕骨前緣起，順右手掌第4、5掌骨間隙向手指方向上行，至第5掌骨體中段，約與虎口水平位置時轉向橈側，平行通過第4、3、2掌骨體中段，接至左手第2、3、4掌骨體中段，轉至手腕方向，沿第4、5掌骨之間至腕掌關節止。包含盲腸、闌尾、回盲瓣、升結腸、橫結腸、降結腸、乙狀結腸、肛管、肛門各區。

【主治】腹脹、便秘、消化不良、闌尾炎、結腸炎、腹痛、結腸腫瘤、直腸炎、乙狀結腸炎、痔瘡、肛裂等。

盲腸、闌尾

位於右手掌側，第4、5掌骨底與腕骨結合部近尺側。

【主治】腹瀉、腹脹、便秘、消化不良、闌尾炎及其術後腹痛

等。

回盲瓣

位於右手掌側，第4、5掌骨底與腕骨結合部近橈側盲腸、闌尾反射區稍上方。

【主治】下腹脹氣、腹痛等。

升結腸

位於右手掌側，第4、5掌骨之間，腕掌關節結合部的盲腸闌尾、回盲瓣反射區至第4、5掌骨體中部，約平虎口水平之間的帶狀區域。

【主治】腹瀉、腹痛、便秘、結腸炎、結腸腫瘤等。

橫結腸

位於右手掌側，升結腸反射區至虎口之間的帶狀區域；在手掌側與右手相對應的區域，其尺側接降結腸反射區。

【主治】腹瀉、腹痛、便秘、結腸炎等。

降結腸

位於左手掌側，平虎口水平，第4、5掌骨之間至腕骨之間的帶

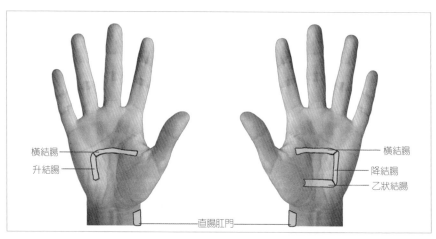

手部反射區圖9

狀區域。

【主治】腹瀉、腹痛、便秘、結腸炎等。

乙狀結腸

位於左手掌側，第5掌骨底與鉤骨交接的腕掌關節處至第1、2掌結合部的帶狀區域。

【主治】直腸炎、直腸癌、便秘、結腸炎、乙狀結腸炎等。

肛管、肛門

位於左手掌側，第2腕掌關節處，乙狀結腸反射區的末端。

【主治】肛門周圍炎、痔瘡、肛裂、便血、便秘、脫肛等。

直腸、肛門

位於雙上肢前臂橈側遠端約3橫指的帶狀區域。

【主治】痔瘡、肛裂、便血、便秘、脫肛等。

脊柱

位於手背第1、2、3、4、5掌骨體。

【主治】頸椎病、落枕、背部不適、腰痛、腰肌勞損、腰椎間盤突出症等。

頸椎

位於雙手各指近節指骨背側近橈側，以及各掌骨背側遠端約占整個掌骨體的1/5處。

【主治】頸椎病、落枕、頸項酸痛或僵硬等。

胸椎

位於雙手背側，各掌骨遠端約占整個掌骨體的1/2處。

【主治】頸、肩、背部軟組織損傷，循環和呼吸系統疾病引起的胸痛、胸悶以及胸椎病變。

腰椎

位於雙手背側，各掌骨近端約占整個掌骨體的1/2處。

【主治】腰酸背痛、急性腰扭傷、慢性腰肌勞損、腰椎骨質增

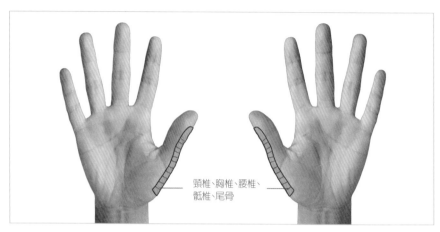

頸椎、胸椎、腰椎、
骶椎、尾骨

手部反射區圖10

生、腰椎間盤突出症等各種腰椎病變及坐骨神經痛等。

骶骨

位於手背側,各腕掌關節結合處。

【主治】坐骨神經痛、腰骶勞損、便秘等。

尾骨

位於手背側,腕骨橫紋區域。

【主治】骶尾骨部損傷、疼痛等。

肋骨

位於雙手背側,內側肋骨反射區位於第2掌骨體中部偏遠端的橈側;外側肋骨反射區位於第4、5掌骨之間,近掌骨底的凹陷中。

【主治】肋骨病變、肋軟骨炎、肋膜炎、胸悶、胸痛、胸膜炎、胸肋疼痛等。

肩關節

位於第5掌指關節尺側凹陷處。手背部為肩前反射區,赤白肉際處為肩中部反射區,手掌部為肩後部反射區。

【主治】肩周炎、肩部損傷、肩峰下滑囊炎等肩部疾患。

肘關節

位於手背側，第5掌骨體中部尺側處。

【主治】網球肘、學生肘、高爾夫球肘等肘部病痛，髕上滑囊炎、半月板損傷、側副韌帶損傷、增生性關節炎等膝部疾患。

髖關節

位於雙手背側，尺骨和橈骨莖突骨面的周圍。

【主治】髖關節疼痛、坐骨神經痛、肩關節疼痛、腰背痛等。

膝關節

位於第5掌骨近端尺側緣與腕骨所形成的凹陷處。手背部為膝前部，赤白肉際處為膝兩側部，手掌部為膝後部。

【主治】膝關節痛、膝關節炎、肘關節病變。

頸肩區

位於雙手各指根部近節指骨的兩側及各掌指關節結合部。手背面為頸肩後區，手掌面為頸肩前區。

【主治】頸椎病、肩周炎等各種頸肩部病痛。

胸腔呼吸器官區

位於手掌側，拇指指間關節橫紋至腕橫紋之間的區域。

【主治】胸悶、咳嗽、氣喘等呼吸系統病症。

胃脾大腸區

位於手掌面，第1、2掌骨之間的橢圓形區域。

【主治】主治消化不良、食慾不振、腹脹、腹瀉、貧血、皮膚病等。

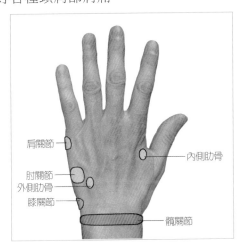

肩關節
內側肋骨
肘關節
外側肋骨
膝關節
髖關節

手部反射區圖11

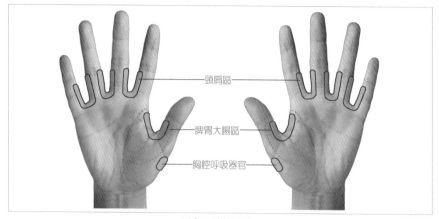

手部反射區圖12

（二）手上常用腧穴

列缺

在前臂橈側緣，橈骨莖突上方，腕橫紋上1.5寸（相當於食指、中指相併攏的寬度）。兩手虎口交叉時，食指所指之處。

【主治】咳嗽、氣喘、咽喉痛、尿血、小便熱、陰莖痛、腕關節及其

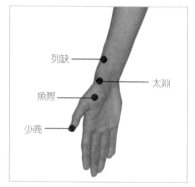

手上穴位圖1

周圍軟組織疾患、感冒、神經性頭痛、面神經麻痹、落枕、蕁麻疹。

太淵

在腕掌側橫紋橈側，橈動脈搏動處。

【主治】手腕無力、疼痛、咳嗽、氣喘、咯血、胸背痛、感冒咳嗽、支氣管炎、百日咳、心絞痛、肋間神經痛、無脈症、腕關節疼痛及周圍軟組織疾患。

魚際

在第1掌指關節後凹陷處，約當第1掌骨中點橈側，赤白肉際處。

【主治】咳嗽、咯血、喉痹、咽乾、身熱、氣管炎、肺炎、扁桃體炎、咽炎、鼻炎、心悸、小兒單純性消化不良。

少商

在拇指末節橈側，距指甲角0.1寸。

【主治】咳嗽、氣喘、中暑、嘔吐、中風、昏迷、癲狂、肺炎、扁桃體炎、腮腺炎、感冒等。

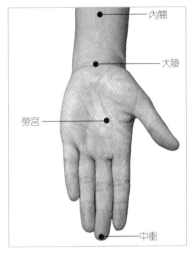

手上穴位圖2

內關

在前臂掌側，當曲澤與大陵的連線上，腕橫紋上2寸，掌長肌腱與橈側腕屈肌腱之間。

【主治】心悸、胸痛、胃痛、嘔吐、呃逆、失眠、頭痛、心肌炎、心絞痛、心動過速、心律不整、胃炎、急性膽囊炎、癔症、甲狀腺功能亢進。

大陵

在腕橫紋的中點處，當掌長肌腱與橈側腕屈肌腱之間。

【主治】手腕臂痛、腕下垂、心悸、心動過速、胃炎、扁桃體炎、精神分裂症、腕關節及周圍軟組織疾患。

勞宮

在手掌心，握拳屈指時中指尖處。

【主治】口瘡、口臭、鼻出血、中風、昏迷、癲狂、中暑、心絞痛、小兒驚厥、癔症、手掌多汗症、高血壓、精神緊張。

中衝

在手中指末節尖端中央。

【主治】掌中熱、心煩、中風昏迷、中暑、熱病、小兒驚風。

神門

在腕部，腕掌側橫紋尺側端，尺側腕屈肌腱的橈側凹陷處。

【主治】心煩、失眠、心悸、頭痛、嘔血、癲狂、神經衰弱、心絞痛、癔症、舌骨肌麻痺、產後失血、淋巴結炎、扁桃體炎。

少府

在4、5掌骨之間，握拳時，當小指尖處。

【主治】小指拘攣、心悸、胸痛、陰道及陰部瘙癢、風濕性心臟病、心絞痛、心律不整、癔症、肋間神經痛、臂叢神經痛等。

少衝

在手小指末節橈側，距指甲角0.1寸。

【主治】胸脅痛、心痛、心悸、休克、小兒驚厥、癔症、胸膜炎、肋間神經痛、喉炎。

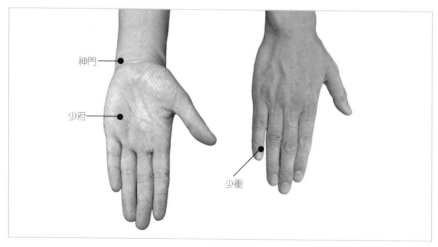

手上穴位圖3

商陽

在食指末節橈側，距指甲角0.1寸。

【主治】食指麻木、咽喉腫痛、耳聾、耳鳴、昏厥、腮腺炎、咽炎、急性扁桃體炎、急性胃腸炎。

合谷

在手背第1、2掌骨間，第2掌骨橈側的中點處。

【主治】手指屈伸不利、頭痛、眩暈、耳聾、咳嗽、臂痛、上肢不遂、胃腹痛、便秘、痢疾、發熱惡寒、無汗多汗、目赤腫痛、疔瘡、小

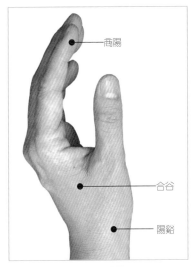

手上穴位圖4

兒驚風、面神經麻痹、面肌痙攣、三叉神經痛、近視、腮腺炎、扁桃體炎、牙齦炎、流行性感冒、高血壓、皮膚瘙癢、蕁麻疹。

陽谿

在腕背橫紋橈側，手拇指向上翹起時，當拇短伸肌腱與拇長伸肌腱之間的凹陷中。

【主治】臂腕痛、頭痛、耳鳴、耳聾、咽喉腫痛、心煩、目赤、半身不遂、小兒單純性消化不良、腕關節及周圍軟組織疾患等。

關衝

在無名指末節尺側，距指甲角0.1寸。

【主治】頭痛、目赤、咽喉腫痛、熱病、中暑、喉炎、結膜炎、扁桃體炎、流行性腮腺炎。

中渚

在手背部，當無名指掌指關節的後方，無名指、小指掌骨間凹陷處。

【主治】手指不能屈伸、頭痛、目赤、耳鳴、耳聾、消渴、腕關節炎、肋間神經痛。

陽池

在腕背橫紋中，當指伸肌腱尺側緣凹陷處。

【主治】手腕痛、肘臂痛、目痛、咽喉腫痛、腕關節炎、風濕熱、糖尿病。

外關

在前臂背側，當陽池與肘尖的連線上，腕背橫紋上2寸，尺骨與橈骨之間。

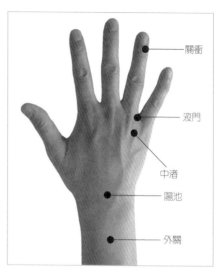

手上穴位圖5

【主治】手指疼痛、肘臂屈伸不利、肩痛、頭痛、目赤腫痛、耳鳴、耳聾、疟腮、胸脅痛、高血壓、偏頭痛、偏癱、小兒麻痹後遺症。

少澤

在小指末節尺側，距指甲角0.1寸。

【主治】肩臂外後側疼痛、頭痛、項強、咽喉腫痛、耳聾、耳鳴、乳腺炎、乳少、神經性頭痛、精神分裂症、中風昏迷。

後谿

在第5掌指關節後遠側掌橫紋頭赤白肉際。

【主治】手指及肘臂攣急、頭項強痛、耳聾、目赤、目翳、盜汗、角膜炎、角膜白斑、扁桃體炎、急性腰扭傷、精神分裂症、癔症。

腕骨

在手掌尺側，當第5掌骨基底與鉤骨之間的凹陷處，赤白肉際。

【主治】指攣臂痛、頭痛、項強、耳鳴、目翳、黃疸、脅痛、瘧疾、驚風、口腔炎、糖尿病。

陽谷

在手腕尺側，當尺骨莖突與三角骨之間的凹陷處。

【主治】手腕痛、臂外側痛、齒痛、頭眩、目赤腫痛、耳鳴、耳聾、尺神經痛、腮腺炎、精神病、癲癇。

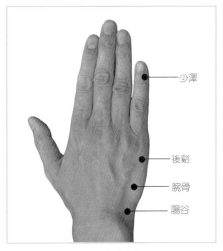

手上穴位圖6

二白

在前臂側，腕橫紋上4寸，橈側腕屈肌腱的兩側，一側2個穴位。

【主治】前臂痛、胸脅痛、痔瘡、脫肛。

四縫

在第2～5指掌側，近端指關節的中央，一側4個穴位。

【主治】小兒腹瀉、咳嗽氣喘、疳積、百日咳、腸蟲症。

十宣

十指微屈。在手十指尖端，距指甲游離緣0.1寸，左右共10個穴位。

【主治】指端麻木、咽喉腫痛、昏迷、中暑、小兒驚厥。

大骨空

在拇指背側指間關節的中點處。

【主治】目痛、目翳、吐瀉、衄血。

小骨空

在小指背側指間關節中點處。

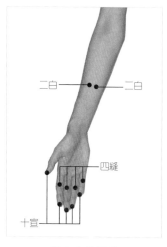

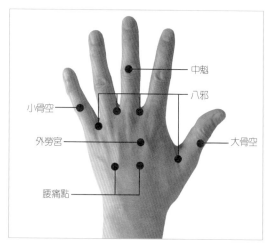

手上穴位圖7　　　　　　　　　手上穴位圖8

【主治】指關節痛、目赤腫痛、目翳、喉痛。

八邪

在手背側，微握拳，第1～5指間，指蹼緣後方赤白肉際處，左右共8個穴位。

【主治】手背腫痛、手指麻木、頭項強痛、咽痛、目痛、毒蛇咬傷。

腰痛點

在手背第2、3及第4、5掌骨之間，為腕橫紋與掌指關節中點處，一側2穴，左右兩手共4個穴位。

【主治】手背紅腫疼痛、頭痛、痰壅氣促、急性腰扭傷、小兒急慢驚風。

外勞宮

在手背第2、3掌骨之間掌指關節後0.5寸。

【主治】手背紅腫、手指麻木、五指不能屈伸、落枕、臍風。

〈2〉
手療美容美體

美白防皺

美白防皺是指透過保健美容，美白皮膚，推遲皺紋的出現並減輕到不被人注意的程度。皺紋是皮膚老化的結果，是皮膚老化的最初徵兆。人在25歲以後，皮膚的老化過程開始，皺紋漸漸出現，不可抗拒。但可以透過一定的方法美白防皺，推遲它的發生。

手療取穴

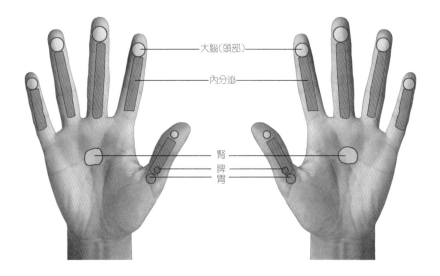

大腦（頭部）

內分泌

腎
脾
胃

按摩方法

在大腦（頭部）反射區上施以拇指按揉法，操作2～3分鐘，再點按此反射區，至局部產生酸痛感為度。在內分泌反射區施以推法，用拇指指腹從指尖向指根方向推，至局部產生熱感為度。再施以拇指按揉法，頻率為每分鐘60～100次，按揉2～3分鐘。

在脾、腎、胃反射區上，施以點法，手法由輕到重，逐漸滲透，點按2～3分鐘。

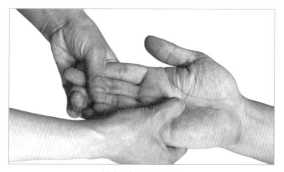

按揉大腦反射區

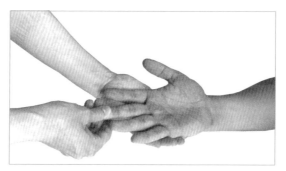

按揉腎反射區

注意事項

1. 注意防曬及日常面部的保養。

2. 注意生活規律，保證睡眠，合理搭配飲食營養，不偏食，不吸菸。

3. 注意飲食平衡，營養豐富。每天喝5～7杯水，保持皮膚水分。要經常運動，多呼吸新鮮空氣，運動可加快血液循環、升高皮溫，使皮膚獲得更多的養料及排出更多的廢物。

養顏潤膚

中醫認為，人的皮膚與臟腑經絡氣血的關係密切。如果人體氣血不足，經絡氣血運行不暢，臟腑功能減退，陰陽失去平衡，皮膚就會出現衰老。表現為肌膚枯瘁無澤、榮華頹落、彈性減弱、乾燥粗糙、萎縮、皺紋增加等，透過調節臟腑經絡氣血，提高機體免疫力，促進皮膚新陳代謝，達到延衰防皺的目的。

手療取穴

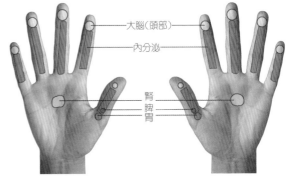

按摩方法

在大腦反射區上施以拇指按揉法，操作2～3分鐘，再點按此反射區，至局部產生酸痛感為度。

在內分泌反射區施以推法，用拇指指腹從指尖向指根方向推，至局部產生熱感為度。再施以拇指按揉法，頻率為每分鐘60～100次，按揉2～3分鐘。在脾、腎、胃反射區上，施以點法，手法由輕到重，逐漸滲透，點按2～3分鐘。

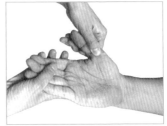

按揉脾、胃反射區

注意事項

1. 保持情緒樂觀，心情平和。

2. 注意飲食營養均衡，45歲以上適當進補。

3. 堅持適度的體育運動，勞逸結合。生活有規律，保證睡眠，不暴飲暴食，不抽菸酗酒。

4. 注意面部護理，外出防曬，選擇適當的護膚品。

生髮固髮

正常情況下，一個人每天都有頭髮脫落，同時又有新的頭髮在生長，脫落和生長的頭髮數量大致相等。若新生的頭髮生長數量少於脫落的頭髮就使頭髮新陳代謝失去平衡，出現頭髮稀少甚至禿頭。現代醫學將脫髮分爲永久性脫髮和暫時性脫髮。

 手療取穴

大腦(頭部)
腎
脾
心

 按摩方法

在頭部反射區上施以拇指按揉法，操作2～3分鐘，再點按此反射區，至局部產生酸痛感爲度。在腎臟反射區施以推法，用拇指指腹從指尖向指根方向推，至局部產生熱感爲度。再施以拇指按揉法，頻率爲每分鐘60～100次，按揉2～3分鐘。在脾、心反射區上，施以點法，手法由輕到重，逐漸滲透，點按2～3分鐘。

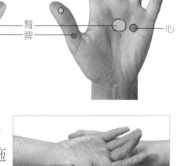

按揉脾反射區

注意事項

1. 保持頭髮清潔。少吹風，少燙髮、染髮。不用過熱的水洗頭，避免使用鹼性肥皂。

2. 適當進行體育鍛鍊，勞逸結合，不操勞過度，不熬夜，不縱慾過度。經常進行頭部保健按摩。

3. 注意飲食調養，多食富含維生素的食物，少食脂肪和糖，不吃辛辣食品，不酗酒。

烏髮潤髮

人到四五十歲後，頭髮漸漸斑白，此爲正常生理現象，不需治療。但有些人才到中年，甚至青少年時期就出現白髮，有的出現毛髮萎黃、枯黃、灰白則爲不正常。現代醫學認爲營養不良，如維生素A缺乏，蛋白質缺乏，遺傳因素，過度疲勞，某些疾病，如貧血、糖尿病等，物理因素如紫外線的傷害，化學物的傷害，如染髮、燙髮等都可導致頭髮乾枯早白。

手療取穴

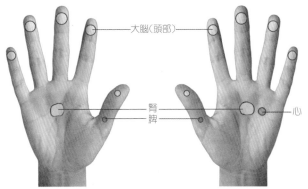

大腦（頭部）
腎
脾
心

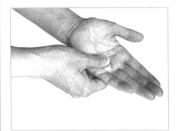

按揉心反射區

按摩方法

在大腦反射區上施以拇指按揉法，操作2～3分鐘，再點按此反射區，至局部產生酸痛感為度。在腎臟反射區施以推法，用拇指指腹從指尖向指根方向推，至局部產生熱感為度。再施以拇指按揉法，頻率為每分鐘60～100次，按揉2～3分鐘。在脾、心反射區上，施以點法，手法由輕到重，逐漸滲透，點按2～3分鐘。

注意事項

1. 注意合理的飲食營養。常食富含蛋白質和維生素的食物，少食糖和脂肪類食物。

2. 堅持體育鍛鍊，保持充足的睡眠。

3. 保持頭髮清潔，但不用鹼性洗滌用品洗頭。不過勤地燙髮、染髮。

眼圈水腫

眼圈水腫是指眼部周圍明顯腫脹而面部其他部分無水腫。

一般是由於睡眠不佳或者是肝腎功能異常，在保健中應先排除器質性病變，然後再施以按摩手法消腫。

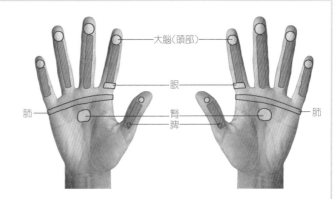

大腦（頭部）
眼
肺
腎
脾
肺

按摩方法

在眼反射區上施以拇指按揉法，操作2～3分鐘，再點按此反射區，至局部產生酸痛感為度。在大腦、腎反射區施以推法，用拇指指腹從指尖向指根方向推，至局部產生熱感為度。再施以拇指按揉法，頻率為每分鐘60～100次，按揉2～3分鐘。在脾、肺反射區上，施以點法，手法由輕到重，逐漸滲透，點按2～3分鐘。

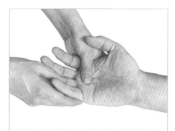

按揉肺反射區

注意事項

1. 注意檢查腎臟功能有無異常，在排除腎臟疾病的前提下進行眼部的保健。

2. 檢查眼睛有無器質性病變。

3. 注意休息，勞逸結合，保證睡眠。

4. 睡前可在眼部貼黃瓜片、西瓜皮等，促進眼部血液循環。

眼圈青黑

眼圈青黑是指眼的周圍出現黑眼圈或者眼周圍的顏色加深呈青黑色，多見於女性。大量看書、玩遊戲機致使眼睛極度疲勞和睡眠不足而促成黑眼圈。

按中醫學五臟配五色的理論，黑色屬腎，其性質屬濕寒，與腎氣不足、寒邪凝滯有關。因此，眼眶有黑暈是腎虛的表現，一般是腎陽虛與腎陰虛兩種不足。

手療取穴

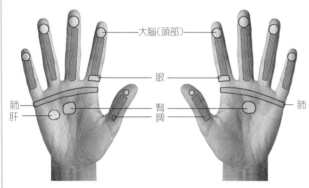

大腦(頭部)
眼
肺
肝
腎
脾
肺

按摩方法

在眼反射區上施以拇指按揉法，操作2～3分鐘，再點按此反射區，至局部產生酸痛感為度。

在大腦、腎反射區施以推法，用拇指指腹從指尖向指根方向推，至局部產生熱感為度。再施以拇指按揉法，頻率為每分鐘60～100次，按揉2～3分鐘。在脾、肺、肝反射區上，施以點法，手法由輕到重，逐漸滲透，點按2～3分鐘。

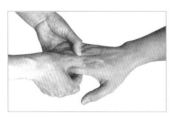

按揉眼反射區

注意事項

1. 注意休息，勞逸結合，保證睡眠，解除大腦的緊張疲勞狀態。

2. 注意飲食合理，增加營養，合理補充維生素，不吸菸，不酗酒。

3. 保持心情愉悅，精神舒暢，調整好緊張的情緒。

4. 注意生活規律化，加強運動，以改善體內的血液循環，改善顏面部的營養狀況。

預防酒渣鼻

酒渣鼻是一種主要發生於面中部，損害以皮膚潮紅、丘疹、膿疱爲特點並伴有毛細血管擴張的慢性皮膚病。男女均可能發病，以女性多見。

酒渣鼻的發病是由於多種原因造成顏面血管運動神經失調，毛細血管長期持續擴張所致。寄生在毛囊皮脂腺內毛囊蟲的感染也可能是發病的原因。

手療取穴

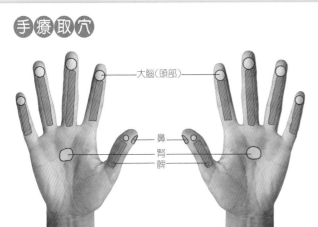

大腦（頭部）

鼻
腎
脾

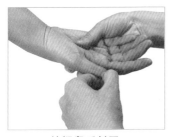

按揉鼻反射區

按摩方法

在鼻、頭反射區上施以拇指按揉法，操作 2～3 分鐘，再點按此反射區，至局部產生酸痛感爲度。

在胃反射區施以推法，用拇指指腹從指尖向指根方向推，至局部產生熱感爲度。再施以拇指按揉法，頻率爲每分鐘60～100次，按揉2～3分鐘。在脾、腎反射區上，施以點法，手法由輕到重，逐漸滲透，點按2～3分鐘。

注意事項

1. 本病發生在鼻面，影響面容，因此要關心開導患者不要有精神負擔，保持心情舒暢和情緒穩定，避免不良精神刺激。

2. 注意飲食調理。飲食應以清淡爲主，忌食辛辣、油膩等刺激性食物，戒除菸酒。

3. 洗臉水溫要適宜，避免冷熱水刺激及不潔之物接觸鼻面。

豐胸

豐胸是指豐滿婦女的乳房，增加胸部肌肉的健美。乳房是成熟女子的第二性徵，豐滿的胸部是構成女性曲線美的重要部分。

女性的乳房以豐盈有彈性、兩側對稱、大小適中為健美。

手療取穴

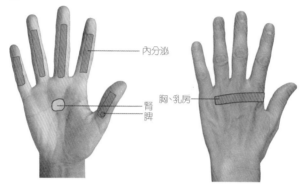

內分泌

胸、乳房

腎
脾

按摩方法

　　在內分泌反射區上施以拇指按揉法，操作 2～3 分鐘，再點按此反射區，至局部產生酸痛感為度。在胸、乳房反射區施以推法，用拇指指腹從指尖向指根方向推，至局部產生熱感為度。再施以拇指按揉法，頻率為每分鐘60～100次，按揉 2～3 分鐘。在脾、腎反射區上，施以點法，手法由輕到重，逐漸滲透，點按 2～3 分鐘。

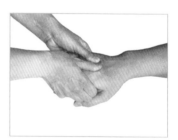

按揉胸、乳房反射區

注意事項

　　1. 加強運動和鍛鍊，尤其是胸部肌肉的鍛鍊。

　　2. 選擇合適的胸罩，過鬆會使乳房下垂，過緊則影響乳房的血液循環。

　　3. 注意飲食，增加營養，身體健康才會有豐滿健美的乳房。

纖腰

纖腰是指透過一定的方法使腰部多餘的脂肪消耗，呈現出優美的曲線，達到全身勻稱，使腰部給人一種美感。

手療取穴

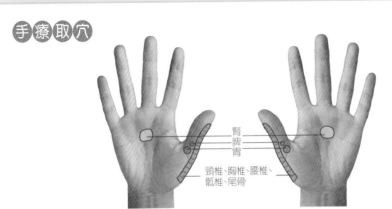

腎
脾
胃
頸椎、胸椎、腰椎、
骶椎、尾骨

按摩方法

在脊柱反射區上施以拇指按揉法，操作2～3分鐘，再點按此反射區，至局部產生酸痛感為度。在脾、胃反射區施以推法，用拇指指腹從指尖向指根方向推，至局部產生熱感為度。再施以拇指按揉法，頻率為每分鐘60～100次，按揉2～3分鐘。在腎反射區上，施以點法，手法由輕到重，逐漸滲透，點按2～3分鐘。

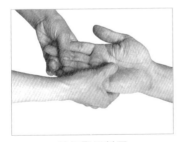

按揉腎反射區

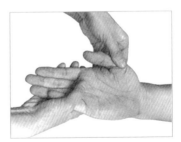

按揉頸椎反射區

注意事項

1. 注意飲食，少吃富含脂肪的食物，少吃零食。
2. 加強體育鍛鍊，尤其是腰部的鍛鍊。

美腿

美腿是指透過保健和鍛鍊來保證大腿和小腿的優美形狀，消除多餘的脂肪，使之與全身相匹配，達到顯現曲線的效果。

手療取穴

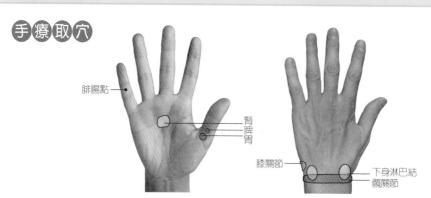

腓腸點

腎
脾
胃

膝關節

下身淋巴結
髖關節

按摩方法

在左下肢、右下肢反射區上施以拇指按揉法，操作2～3分鐘，再點按此反射區，至局部產生酸痛感為度。在腓腸點反射區施以推法，用拇指指腹從指尖向指根方向推，至局部產生熱感為度。再施以拇指按揉法，頻率為每分鐘60～100次，按揉2～3分鐘。在脾、腎反射區上，施以點法，手法由輕到重，逐漸滲透，點按2～3分鐘。

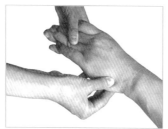

按揉膝關節反射區

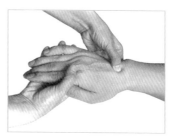

按揉髖關節反射區

注意事項

1. 注意飲食，少吃富含脂肪的食物。
2. 加強體育鍛鍊，尤其是腿的鍛鍊。

<3>
手診、手療治百病

感冒

感冒是日常生活中最常罹患的疾病之一，俗稱「傷風」。一年四季均可發生，尤以人體抵抗力低下以及冬春兩季氣候驟變時最易發生。常有鼻塞、流涕、打噴嚏、喉嚨痛、全身酸痛，甚至怕冷、發熱、嘔吐等症狀出現。

手療取穴

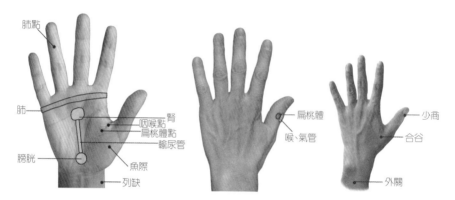

肺點
肺
膀胱
腎
咽喉點
扁桃體點
輸尿管
魚際
列缺
扁桃體
喉、氣管
少商
合谷
外關

掌紋表現

全手掌紋淺弱，且手掌易出汗，提示體質差，易患感冒信號。

按摩方法

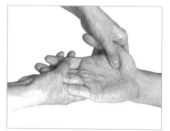

按揉魚際

合谷、外關、列缺、少商、魚際各點按1～2分鐘。肺點、咽喉點、扁桃體點等各點按揉掐1～2分鐘。推按腎、輸尿管、膀胱和肺反射區各100次。雙手對搓魚際5分鐘，可以預防感冒。

生活注意

1. 每天按摩2次，按摩後以患者微出汗為宜，切勿發汗過多。
2. 發病期間注意休息，多喝白開水。經常鍛鍊身體，心情樂觀感冒少。

咳嗽

咳嗽是呼吸系統疾病的主要症狀。常見於上呼吸道感染、急慢性支氣管炎、支氣管擴張、肺炎、肺結核等。

手療取穴

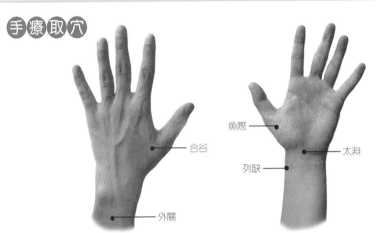

魚際
合谷
太淵
列缺
外關

掌紋表現

感情線末端分叉，叉紋又被眾條細干擾線干擾，提示咳嗽所致的肺氣腫信號。

按摩方法

列缺、合谷、外關、魚際、太淵等選擇性點按揉掐1～2分鐘。

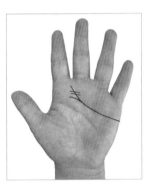

咳嗽掌紋表現

生活注意

1. 以上方法每日按摩1～2次。

2. 加強鍛鍊，不吃刺激性食物，積極抗炎。

3. 霧霾天氣外出要戴口罩。

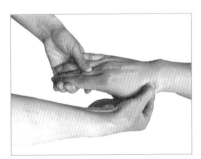

按揉太淵

支氣管炎

慢性支氣管炎多見於呼吸系統功能較弱者，主要表現爲慢性或反覆性咳嗽、咯痰，白色稀薄或黏稠痰。冬季加重，夏季緩解，持續兩年以上，病情遷延，反覆發作。嚴重者可轉化爲肺氣腫。

手療取穴

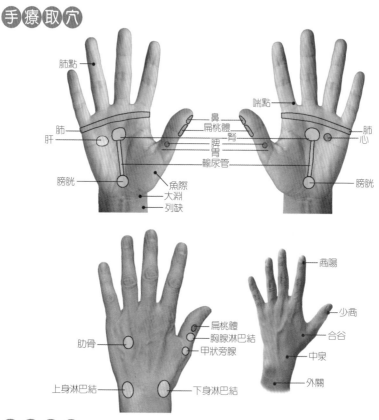

掌紋表現

1. 感情線紊亂或感情線末端干擾線多，提示自幼年起呼吸道功能就差，易患氣管炎（圖1）。

2. 先天性大指甲之人，提示呼吸道功能差，易患氣管炎（圖2）。

3. 十指甲明顯下彎，呈爪形者或食指第二節變細呈蜂腰狀者，爲長期支氣管炎（圖3）。

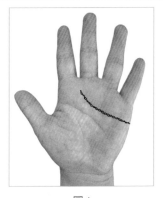
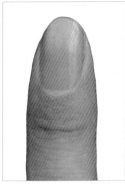
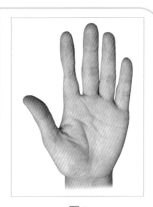

圖1　　　　　　　　圖2　　　　　　　　圖3

按摩方法

　　太淵、魚際、列缺、中泉等各點按揉1～2分鐘，掐少商、商陽各1～2分鐘。喘點、肺點各點按揉掐1～2分鐘。腎、輸尿管、膀胱、肺、胸腺淋巴結、肋骨、扁桃體、上身淋巴結、下身淋巴結、甲狀旁腺、心、肝、脾、胃、鼻等點選擇性各按揉100～200次。

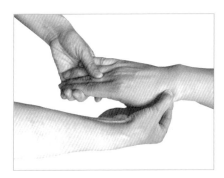
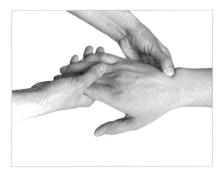

按揉下身淋巴結反射區　　　　　　按揉上身淋巴結反射區

生活注意

　　1. 以上方法每天按摩2次，症狀減輕後也應堅持每天按摩1次。

　　2. 用手掌按順時針方向拍打背部，先輕後重，一圈拍打12下，連續拍打4～5圈，以背部發熱為宜。

支氣管哮喘

支氣管哮喘是變態反應性疾病，因接觸變應原而引起呼吸困難，同時伴有喘鳴。支氣管哮喘有明顯的體質性，精神敏感或體質虛弱易誘發，尤其是兒童易誘發。其特徵爲：突然發作、胸悶氣憋、喉中哮喘、咳吐大量泡沫狀痰液，呈陣發性，每次發作十幾分鐘，長則可達數小時，連綿多日。嚴重者發作時張口抬肩、喘息不止、痛苦異常。本症常反覆發作。

手療取穴

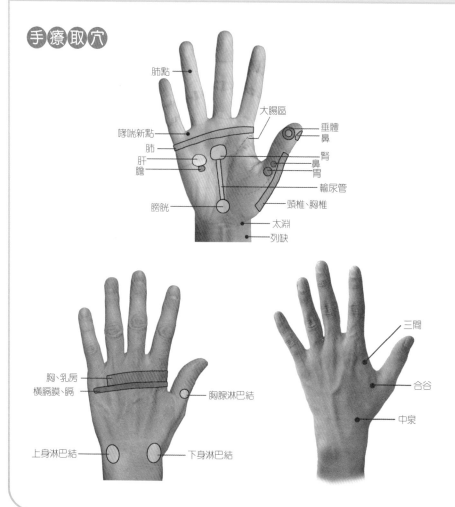

肺點
大腸區
垂體
鼻
哮喘新點
肺
肝
膽
腎
鼻
胃
輸尿管
膀胱
頸椎、胸椎
太淵
列缺

胸、乳房
橫膈膜、膈
胸腺淋巴結
上身淋巴結
下身淋巴結

三間
合谷
中泉

掌紋表現

手掌有過敏線，提示為過敏體質，易引發支氣管哮喘。

按摩方法

列缺、太淵、合谷、三間、中泉等穴各點按揉1～2分鐘。哮喘新穴、肺點各點按揉掐1～2分鐘。

腎、垂體、輸尿管、膀胱、肺、鼻、胸腔呼吸器官區、淋巴結各區、大腸區、頸椎、胸椎、胃、膽、肝、脾等選擇性各點按或推按100～200次。

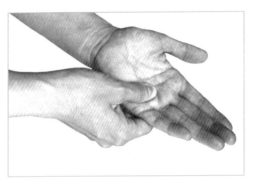

按揉肺反射區

生活注意

1. 以上方法每天按摩1次，重者可早晚各1次。
2. 避開過敏源，加強鍛鍊，少食肥膩食品。

心律失常

心律失常種類很多，常見於各種系統性疾病和心血管疾病中，如胸悶、心悸、乏力、頭暈、昏厥等，亦可無症狀。

手療取穴

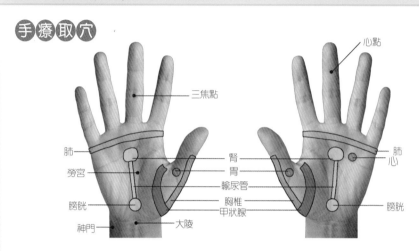

心點

三焦點

肺
勞宮
膀胱
神門

腎
胃
輸尿管
胸椎
甲狀腺
大陵

肺
心
膀胱

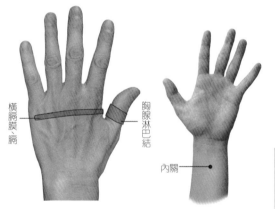

橫膈膜、痛

胸腺淋巴結

內關

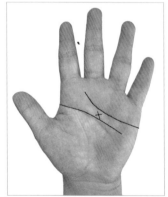

掌紋表現

　　成年人手掌方庭內有明顯的「十」字紋或小方形紋，提示心動過速信號。

按摩方法

　　內關、神門、大陵、勞宮等各點按掐彈拔1～2分鐘。心點、三焦點等各點按揉掐1～2分鐘。

　　心、腎、輸尿管、膀胱、肺、甲狀腺、胃、膈、胸腺淋巴結、胸腔呼吸器官區、胸椎等有選擇性按揉或推按100～200次。

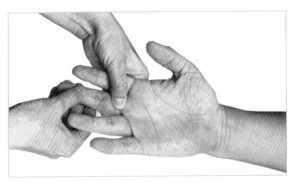

按揉心點

生活注意

　　1. 以上方法每天按摩1～2次。應常備預防藥物。

　　2. 服用血府逐瘀口服液（丸），按說明服用。中成藥歸脾丸，每日2次。

肺心病

肺心病是肺源性心臟病的簡稱。是因胸廓、肺組織或肺大小動脈的病變引起肺循環阻力增加，發生肺動脈高壓而導致右心室肥大，最後發展為右心衰竭的一種繼發性心臟病。臨床表現為咳嗽、咳痰、呼吸明顯困難、心悸、氣急、發紺、煩躁、嗜睡甚至昏迷。

掌紋表現

手掌方庭內有「丰」字紋，過敏線下垂外擴交切於感情線，提示肺心病信號。

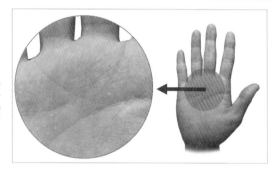

肺心病掌紋表現

肺結核

肺結核是由結核菌引起的慢性呼吸道傳染病，俗稱「肺癆」。臨床表現為長期低熱、咳嗽、胸痛、咯血、午後潮熱、夜間盜汗、食慾不振、消瘦、兩顴潮紅、失眠等症狀。嚴重者還有高燒、咯血、呼吸困難、口唇發紺等，女性可見月經不調。

掌紋表現

生命線中央有大島紋，或狹長較大島紋，提示預防遺傳性肺結核。

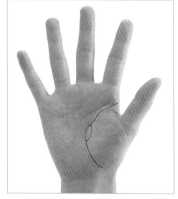

肺結核掌紋表現

低血壓

低血壓是指動脈血壓低於正常，其診斷標準爲成人收縮壓低於90毫米汞柱或舒張壓低於60毫米汞柱即爲低血壓。表現爲頭昏乏力、頭昏目眩、心悸胸悶等。

老年低血壓可合併腦血栓形成、心肌梗塞等。

手療取穴

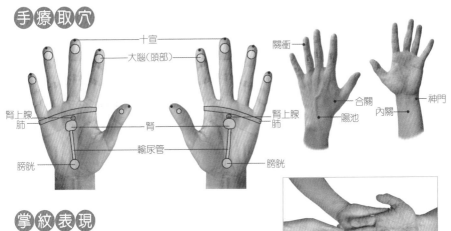

掌紋表現

1. 本能線在手掌虎口處起點偏低，使酸區縮小，提示低血壓信號。

2. 太陽線呈「井」字紋，提示血壓偏低。

按揉十宣

3. 十指甲無白色月眉或白色月眉過小，提示低血壓信號。

按摩方法

內關、神門、合谷、關衝、十宣、陽池等有選擇地各點按揉掐1～2分鐘。升壓點、命門點各點按揉2分鐘。腎、輸尿管、膀胱、肺、平衡器官、大腦、腎上腺等選擇性各揉按或推按200～300次。

生活注意

1. 以上手法每天按摩1～2次，加強鍛鍊身體。

2. 每天都進行單腳跳躍，開始時跳躍20～30次，以後逐漸增加，以不累爲度。

原發性高血壓

高血壓的診斷標準爲成人收縮壓持續超過140毫米汞柱或舒張壓超過90毫米汞柱。表現爲頭痛、頭脹、頭暈、心悸、失眠、耳鳴、乏力、肢體麻木等。後期併發急性腦血管病、高血壓性心臟病和腎功能不全等，危及人們健康與生命。

手療取穴

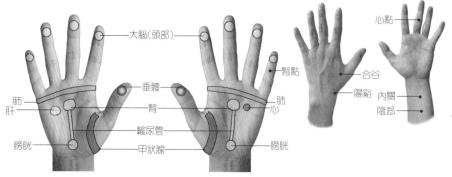

大腦（頭部）
心點
腎點
垂體
合谷
肺
肝
腎
肺
心
陽谿
內關
陰郄
膀胱
輸尿管
膀胱
甲狀腺

掌紋表現

1. 手掌本能線起點偏高，即高於手掌虎口的 1/2；或本能線走在掌中時向外擴張，超過中指中點向下做垂線，使酸區增大，均提示高血壓信號（圖1）。

2. 十指甲白色月眉（也稱健康圈）大於本指甲的 3/5，提示此人有遺傳性高血壓家族史（圖2）。

3. 指甲寬短者，以大拇指最爲明顯，提示高血壓信號（圖3）。

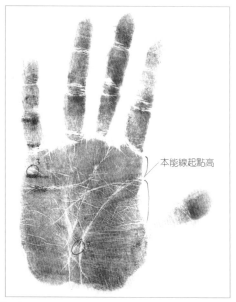

本能線起點高

圖1

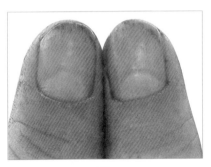
圖2

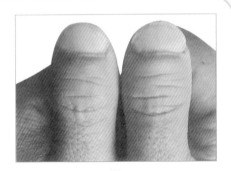
圖3

按摩方法

　　內關、合谷、陽谿、陰郄等各按揉1～2分鐘。心點、腎點等點按揉掐1～2分鐘。腎、肺、肝、輸尿管、膀胱、腹腔神經叢、血壓區各點按200～300次；大腦、垂體、頸項、心臟、甲狀腺各點按100次。

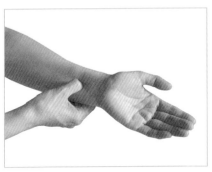
按揉內關

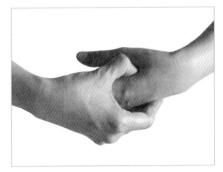
按揉合谷

生活注意

　　1. 以上方法每天按摩1～2次。

　　2. 在醫生指導下用藥，勿濫停藥物。少食鹽，多吃清淡食物，保持良好的情緒。

冠心病

冠狀動脈硬化性心臟病是指冠狀動脈粥樣硬化，動力性病變使血管腔狹窄或阻塞，導致心肌缺血、缺氧而造成的心臟病，簡稱冠心病，又稱缺血性心臟病。

冠心病可導致心絞痛、心肌梗塞、心律失常、猝死等。

手療取穴

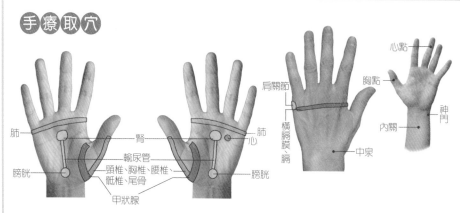

掌紋表現

1. 成年人手掌方庭內有「丰」字紋或貫橋線，提示冠心病信號。

2. 雙手掌常麻木、水腫或十指尖常有麻木感，提示冠心病信號。

按摩方法

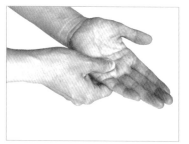

按揉心反射區

內關、神門、中泉等各點按揉、彈撥1～2分鐘。心點、胸點、胸骨等各點按揉掐1～2分鐘。腎、輸尿管、膀胱、心、肺、甲狀腺、膈、胸腔呼吸器官區、胸椎、肩胛骨等選擇性按揉或推按100～200次。

生活注意

1. 以上方法每天按摩1次。

2. 應在醫生指導下用藥，保持樂觀心態，加強鍛鍊身體。

心肌梗塞

（1）感情線上有干擾線形成大「十」字紋，提示心肌梗塞信號。

（2）生命線（本能線）中央變細弱。腦線平直而較長，如同尺子量的一般，提示應提防心肌梗塞。此病往往在情緒波動或者在較長時間過分緊張情況下，又突然間鬆弛下來最易發作。

心肌梗塞發作前患者胸前會疼痛一陣，同時胸部有似明顯束帶樣感覺，一般持續15分鐘左右。

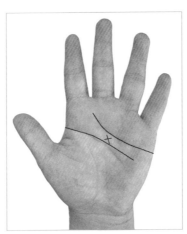

心肌梗塞掌紋表現

防治方法

（1）避免情緒過分激動，注意休息，勿過分勞累。勿大量喝酒。

（2）少食多餐，保持大便通暢。

（3）驗方：黃蓍、黨參、丹參各30克，水煎內服，每日2次。此方適用於急性心肌梗塞。但必須在醫生指導下應用。

先天性心臟病

掌紋表現

（1）手掌方庭變狹窄，提示先天性心臟二尖瓣狹窄（圖1）。

（2）小孩兒童雙手掌方庭內有明顯的「十」字、「丰」字紋或方庭狹窄又有貫橋線，提示先天性心臟病信號（圖2）。

（3）兒童中指下手掌面出現明顯的「Δ」紋符號，提示先天性心臟病信號（圖3）。

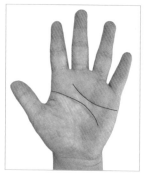

圖1

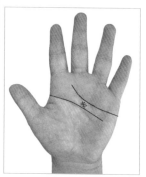

圖2

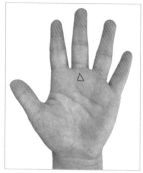

圖3

防治方法

（1）避免情緒過分激動，注意休息，勿過分勞累。勿大量喝酒。

（2）少食多餐，保持大便通暢。

（3）驗方：黃蓍、黨參、丹參各30克，水煎內服，每日2次。此方適用於急性心肌梗塞。但必須在醫生指導下應用。

心絞痛

心絞痛是冠心病引起的一個急性發作症狀，其原因是由於冠狀動脈粥樣硬化使心肌血管變窄、血流量減少，此時，若再遇到勞累、運動、情緒激動緊張、用力排便等加重心臟負擔的情況，常可誘發心絞痛。心絞痛發作時，病人會突然感到胸骨下出現持續的壓榨性或窒息性劇痛。

掌紋表現

（1）大拇指指甲面有一條凸起的黑色縱線紋，提示心絞痛信號（圖1）。

（2）生命線上端處，線上有明顯的「米」字紋符號，提示心絞痛信號（圖2）。

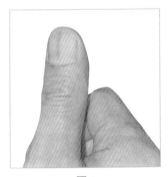

圖1

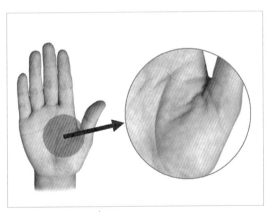

圖2

防治方法

（1）丹參9克，綠茶3克，水煎當茶飲。

（2）川芎、紅花、丹參、延胡索、赤芍各15克，益母草12克。水煎內服，每日2次。適用於冠心病心絞痛氣滯血瘀型。

癲癇

癲癇又稱「癇症」。俗稱「羊角風」、「羊癲瘋」，是一種發作性神志異常的疾病。病發時突然撲倒，不省人事、肢體抽搐、口吐白沫、雙目上視、面色泛白，或口中發出類似豬羊的叫聲，可自行蘇醒，醒來後除感覺疲勞外，如同常人。

掌紋表現

（1）有主線一樣粗而明顯的便秘線，提示患有癲癇信號（圖1）。

（2）無腦線或腦線由細弱的大島紋形成，提示患有癲癇信號（圖2）。

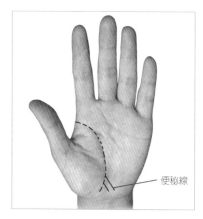

便秘線

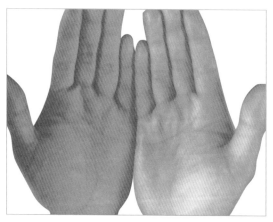

慢性胃炎

慢性胃炎大多數由急性胃炎轉變而來。起病緩慢，常見症狀爲上腹部不適或疼痛、噯氣、噁心、嘔吐、消化不良、泛酸等，有時進食後疼痛加劇，噯氣後感到舒服。如不及時治療，可發展成爲胃潰瘍及十二指腸潰瘍。少數嚴重者可惡變成胃癌，切莫等閒視之。

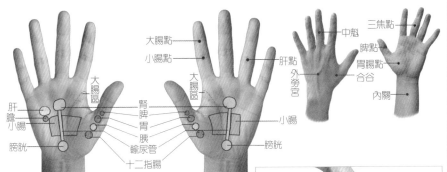

1. 手掌勞宮穴處掌面呈凹狀或發白，提示慢性胃炎信號。

2. 非健康線呈斷斷續續的梯形狀排列，提示慢性胃炎信號。

按揉胃反射區

按摩方法

合谷、內關、中魁、外勞宮等各點按揉掐1～2分鐘。胃腸點、脾點、肝點、大腸點、小腸點、三焦點等各點按揉掐1～2分鐘。胃、脾、肝、腎、輸尿管、膀胱、膽囊、胰腺、十二指腸、大腸區、小腸等分爲2～3組，有選擇性推按揉100～200次。

生活注意

1. 以上方法每天按摩1次。

2. 注意飲食調理，勿食辛辣等刺激性食物，保持良好的情緒。

胃、十二指腸潰瘍

胃潰瘍多在進食後半小時至2小時出現疼痛，持續約1~2小時自行緩解，故有進食—舒適—疼痛—舒適的規律。十二指腸潰瘍多在食後2~4小時出現疼痛，一直到下次進食才能緩解，故有疼痛—進食—緩解的規律。

手療取穴

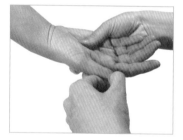

掌紋表現

1. 感情線上有小方形紋符號或有極短而明顯的干擾線，提示胃潰瘍信號。

2. 虎口近掌面震位有「井」字、「田」字紋，多提示胃潰瘍及十二指腸球部潰瘍信號。

按摩方法

內關、合谷、中魁、外勞宮等各點按揉1~2分鐘。胃腸點、肝點、脾點、三焦點等各點按掐1~2分鐘。

按揉胃腸點

生活注意

1. 拍打療法，即一手四指併攏，拍打另一手背正中央的胸腹區，可消除胃腸道痙攣。

2. 建中湯：黃蓍30克，炒芍藥20克，桂枝10克，生薑9克，大棗4枚，飴糖30克（融化沖服），炙甘草6克，加蒲公英30克，水煎內服，每日兩次，早晚分服。此方乃章次公教授臨床經驗，對胃潰瘍和十二指腸球部潰瘍治療效果佳。

腹瀉

急性腹瀉：排便次數驟然增多，糞便稀薄呈水樣，常有腹痛、發熱、頭痛、食慾不振、嘔吐等。

慢性腹瀉：持續或反覆的排便次數增多，糞便稀薄常伴體重減輕、貧血、納呆、腹脹等症狀。

手療取穴

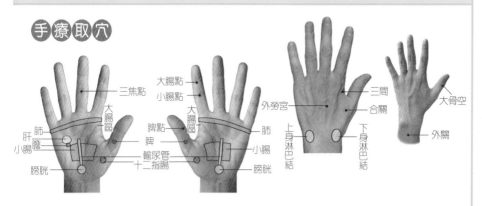

掌紋表現

十指甲前沿甲下呈較寬樣紅帶狀色澤，指甲皮囊也發紅，提示急性腸炎、腹瀉信號。

按摩方法

三間、合谷、外關、外勞宮、大骨空等各點按揉1～2分鐘。胃腸點、脾點、三焦點、大腸點、腹瀉點等各點按揉掐1～2分鐘。腎、輸尿管、膀胱、肺、脾、小腸、大腸區，十二指腸、肝、膽、上身淋巴結、下身淋巴結等選擇性各點按或推按100～300次。

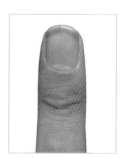

腹瀉掌紋表現

生活注意

注意飲食衛生，患病期間可以喝淡鹽水以補充水分和鹽分。

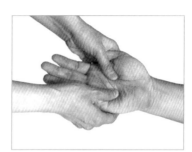

按揉小腸反射區

便秘

便秘是指大便秘結不通、排便時間延長、大便乾燥、或雖有便意，但排便困難，多爲大腸的傳導功能失常，糞便在腸道內停留時間過久，水分被過度吸收，而導致大便乾燥所造成。

發病原因有多種，如病後氣虛、腸胃燥熱、蔬菜、水果進食過少、辛辣肥膩食物進食過多等。也有排便習慣不規則而造成。老年人便秘多與體質虛弱、腹壁鬆弛、消化功能減退有關。

手療取穴

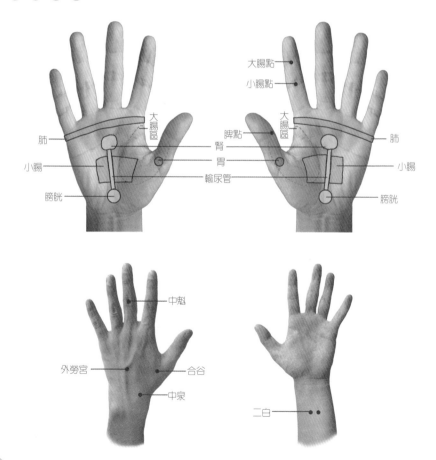

掌紋表現

生命線末端向月丘有生出支線者，臨床多提示便秘或有便秘史。

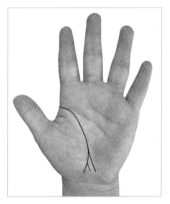

便秘掌紋表現

按摩方法

合谷、外關、勞宮、二白、中泉、中魁等各點按揉掐1～2分鐘。大腸點、小腸點、脾點等各點按揉掐1～2分鐘。腎、輸尿管、膀胱、肺、大腸區、小腸、胃等各按揉或推按100～300次。

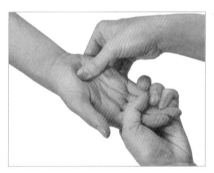

按揉膀胱反射區

生活注意

1. 每天早晚各按摩1次。每晚定時摩腹20分鐘。
2. 養成定時排便習慣，多食含有纖維的食物。

胃下垂

胃下垂是由於胃壁及腹部肌肉鬆弛所致，多見於瘦長體型，由於長期飲食失節、勞累過度，導致中氣下陷、升降失常而造成胃下垂。

主要表現爲腹部脹痛，尤以飯後加重。平臥時腹脹減輕，伴有噁心、噯氣、嘔吐，並有全身乏力、頭暈、便秘或腹瀉等症狀。

手療取穴

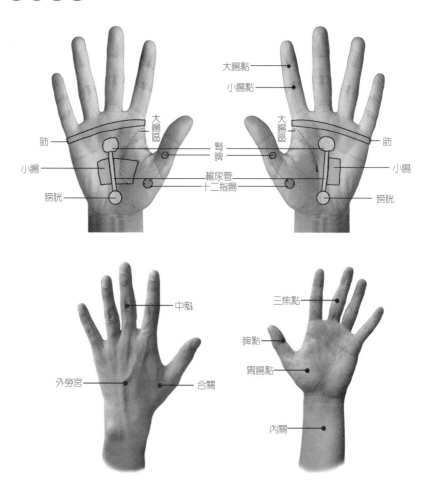

掌紋表現

1. 玉柱線頂端有豎形島紋做終結，提示胃下垂信號。
2. 長方形手型者，易患胃下垂。

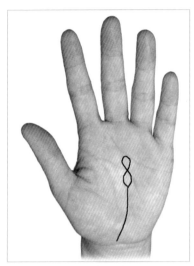

胃下垂掌紋表現

按摩方法

內關、合谷、勞宮、中魁、中泉等各點按揉掐1～2分鐘。胃腸點、脾點、三焦點、大腸點、小腸點各點按揉掐1～2分鐘。

胃、十二指腸、腎、輸尿管、膀胱、肺、脾、腹腔神經叢、小腸、大腸區等各按揉或推按200次。

生活注意

1. 進食營養豐富的食物，勿食過飽，勿飯後幹活或做跳躍運動。
2. 臥蹬車運動：仰臥，雙腿上舉，做模擬蹬自行車的動作3～5分鐘。

頭痛

頭痛是一種常見症狀，可由許多疾病所引起。外感頭痛有頭痛連項背，甚者如裂，頭痛而脹，惡風畏寒或發熱，面紅目赤，口渴欲飲，尿黃便秘，四肢無力等症狀。內傷頭痛有頭痛眩暈，兩側跳痛，睡眠不安，神疲乏力，食慾不佳，口乾口苦，噁心嘔吐，面色少華，胸脘痞悶等症。

偏頭痛開始出現額、顳、眼眶部局限於一側的頭痛，既而擴展至半側頭部，也有遍及全頭者。

手療取穴

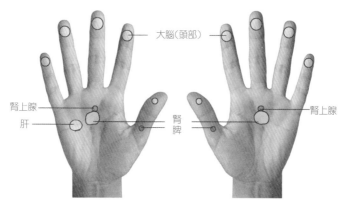

大腦（頭部）
腎上腺
肝
腎
脾
腎上腺

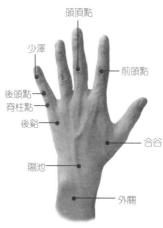

頭頂點
少澤
前頭點
後頭點
脊柱點
後谿
合谷
陽池
外關

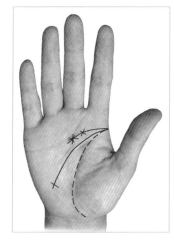

圖1

掌紋表現

1. 腦線上有明顯的「十」、「米」字紋符號，提示頭痛信號（圖1）。

2. 小指甲之人，提示頭痛信號。

3. 本能線與腦線夾角面有貫橋線，提示頭痛信號。

4. 腦線被干擾線干擾，提示用腦過度引起頭痛。

5. 拇指指節掌面紋雜亂或拇指指節背孔子目紋內有明顯的「十」、「米」字紋干擾，提示緊張性頭痛信號。

按摩方法

外關、合谷、後谿、陽池、少澤點按揉1～2分鐘。偏頭點、頭頂點、前頭點、後頭點、脊柱點等各點按揉掐1～2分鐘。

大腦、頭頸淋巴結、脾、腎上腺、肝、腎、腹腔神經叢等反射區各點按100～200次。

生活注意

1. 痛時，用熱水洗手、泡腳，熱水的溫度已能夠忍受為度。

2. 轉頭部運動：端坐，頭部向上、向下、向左、向右正轉、反轉各10次。

眩暈

「眩」是眼花，「暈」是頭暈，兩者常同時並見，故稱眩暈。輕者閉目片刻即止，重則天旋地轉不定，無法站立，即使臥床也不敢動彈。伴有噁心、嘔吐、出汗，甚至昏倒等症狀。一般由迷走神經、前庭神經等病變所引起。

中風先兆也有眩暈的症狀，應提高警惕，及時去醫院治療。

手療取穴

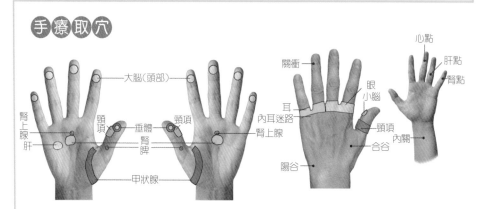

掌紋表現

1. 腦線上有大島紋，提示眩暈信號。
2. 腦線短弱或無腦線，提示眩暈信號。

按摩方法

內關、合谷、陽谷、關衝等點按1～2分鐘，心點、肝點、腎點各按揉掐1～2分鐘。小腦與腦幹、垂體、大腦、頸項、內耳迷路、耳、眼、肝、腎、脾、腎上腺、甲狀腺等點選擇性各點按100～200次。

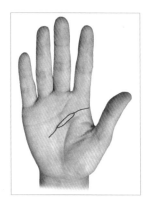

眩暈掌紋表現

生活注意

每天早、晚堅持用10個手指，並列在額上端髮際處，往百會穴梳60次，再敲百會穴60下。然後活動頭顱，前俯後仰、左右擺頭後再左右轉頭，循環重複，再反方向做，共做30次。

高血脂症

高血脂症一般是由於進食過量脂肪，代謝或運轉異常致血漿中一種或多種脂質高於正常者，稱爲高血脂症，脂質是以脂蛋白的形成存在，並在血循環中運轉。

手療取穴

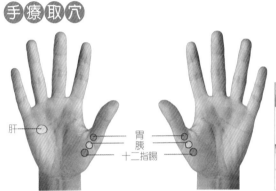

肝
胃
胰
十二指腸

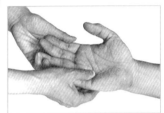

按揉肝反射區

掌紋表現

（1）手掌肥厚，玉柱線筆直通向中指，提示高血脂信號。

（2）手掌面生有發亮的小扁平丘疹或全手掌發紅，佈滿淡白色斑點，提示高血脂信號。

按摩方法

兩手共按壓10～20分鐘。2～3次/日，雙手取。肝、胰、胃、十二指腸清熱利濕、消食化濁、行氣降逆，以利於脂、糖消化，吸收，達到降脂，降糖，降黏的作用。

腹腔神經叢調節胃腸功能，腎、輸尿管、膀胱排泄機體代謝所產生的廢物和毒素，維持體內水、電解質平衡。

防治方法

（1）民間方：花生殼不拘多少，水熬當茶飲。此方對高血壓也有效。

（2）驗方：製首烏15克，黃精10克。水煎內服，每日2～3次。

中風後遺症

中風是一種以腦血管病變爲主要特徵的疾病。往往伴有後遺症，症狀有半身不遂、語言不利、口眼喎斜、手足麻木等。

手療取穴

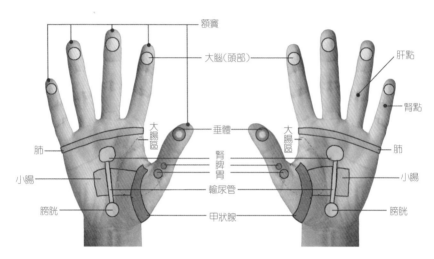

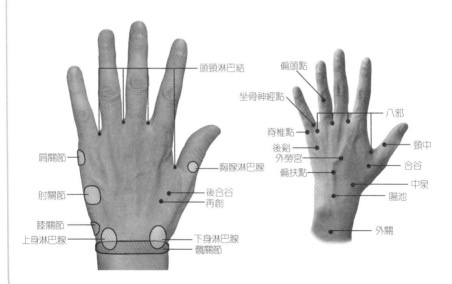

掌紋表現

1. 生命線走到全程的1/2處突然消失且末端分小叉紋，提示此人有家族遺傳性腦出血信號。

2. 木星丘（食指下掌面）高大惹人注目，提示腦出血先兆。

3. 本能線走到1/3處有明顯的間斷空白距離，臨床驗證，這是腦中風致使半身不遂的最早信號，應高度警惕（圖1）。

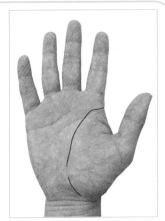

圖1

按摩方法

外關、合谷、後谿、外勞宮、陽池、八邪、十宣、中泉等有選擇性點按揉掐彈拔1～2分鐘。肝點、腎點、偏頭點、頸中、脊柱點、坐骨神經點、偏扶點、再創、後合谷等有選擇性點按揉掐1～2分鐘。腎、輸尿管、膀胱、肺、大腦、垂體、平衡器官、脾胃、各淋巴結區、

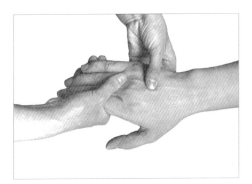

按揉外勞宮

小腸、大腸區、肩關節、肘關節、髖關節、膝關節、脊柱各穴、甲狀腺等有選擇性點按或推按100～200次。

生活注意

1. 以上各穴可據中風後遺症出現的不同部位選取1～3組交替使用，先按健側，每天1～2次。

2. 腦血管病的預防：平時注意調理飲食結構，不要過度勞累，熬夜，應積極進行疏通經絡的按摩。

面癱

面癱又稱周圍性面神經炎或面神經麻痹，病因是面部感受風寒，局部病毒感染。發病突然，有局部受涼、風吹病史。晨起發現或由他人發現病側面部表情肌癱瘓，額紋消失，鼻唇溝變淺，瞼裂擴大，口角被牽向健側。

手療取穴

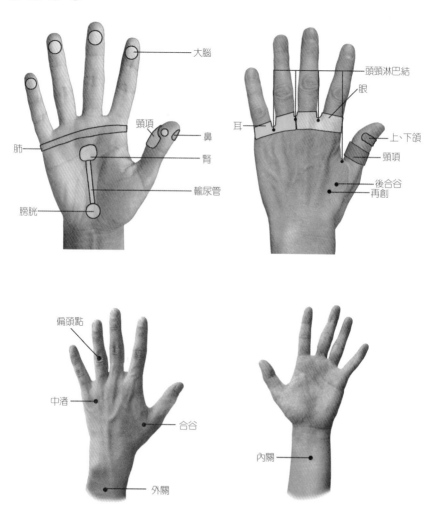

大腦

頸項

肺

鼻

腎

輸尿管

膀胱

頭頸淋巴結

眼

耳

上、下頜

頸項

後合谷
再創

偏頭點

中渚

合谷

外關

內關

按摩方法

合谷、內關、外關、中渚等各點按揉1～2分鐘。再創、偏頭點、後合谷等各點按揉掐1～2分鐘。

腎、輸尿管、膀胱、肺、大腦、頸項、上頜、下頜、鼻、眼、耳、頭頸淋巴結等有選擇性按揉100～300次。

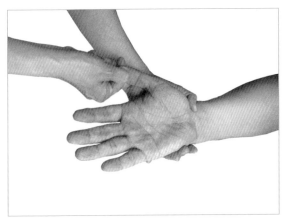

按揉頸項反射區

生活注意

可配合局部按摩進行治療：按揉合谷、內庭、足三里共3分鐘，再用拇指推壓患側額部到太陽穴5分鐘，按揉聽宮、聽會、下關、地倉、迎香、四白共5分鐘。

按揉患側面頰部位，由鼻側揉到近耳廓處，反覆數遍，以有熱感為宜。

失眠

失眠是常見的一種睡眠障礙，指經常性睡眠不足，或不易入睡，或睡而易醒，或醒後不能再度入睡，甚至徹夜不眠，伴有頭暈、心悸、健忘、神疲乏力、腰酸耳鳴、食慾不振以及遺精、陽痿等症。

發病原因有心理性、病理性、精神性和藥物性等多種因素。

 手療取穴

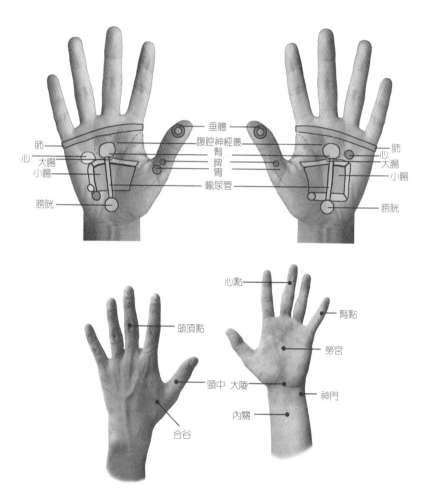

掌紋表現

1. 青年人右手食指下掌面有淺淺的雜亂紋，提示煩躁多夢信號。

2. 中老年人右手食指下偏虎口掌面處有明顯的幾條豎形掌紋或此位有明顯的「口」字紋，口字紋內又有「米」字紋，提示此人長期睡眠品質差。

3. 兒童手掌有明顯的波浪狀放縱線，提示多夢、失眠或長期熬夜所致。

按摩方法

神門、大陵、內關、合谷、勞宮等各點按揉1～2分鐘。心點、腎點、頭頂點、頸中等各點按揉掐1～2分鐘。

腎、膀胱、輸尿管、肺、垂體、腹腔神經叢、心、肝、脾、胃、大腸、小腸等各按揉或推按100～200次。

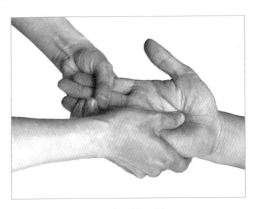

按揉輸尿管反射區

生活注意

1. 以上方法每天下午按摩1～2次。

2. 每晚睡前搓雙腳心各100下，摩腹100下，能促進快速入睡。

糖尿病

糖尿病是由於人體內胰島素分泌相對或絕對不足而引起的糖、脂肪、蛋白質代謝紊亂的全身性疾病。典型症狀可出現多食、多飲、多尿和消瘦。世界衛生組織糖尿病診斷標準（靜脈血漿真糖）符合下述條件之一者即可診斷：

（1）有糖尿病症狀，一日中任何時候取血檢查，其血糖≥11.1毫摩爾／升，或空腹血糖≥7.8毫摩爾／升。

（2）有或沒有糖尿病症狀者，空腹血糖不止一次≥7.8毫摩爾／升。

（3）有糖尿病症狀，而血糖未達上述診斷標準，於過夜空腹後，口服葡萄糖75克後2小時，血糖≥11.1毫摩爾/升。

（4）無糖尿病症狀，口服葡萄糖耐量試驗2小時，血糖≥11.1毫摩爾/升，同時1小時也要≥11.1毫摩爾／升或重複一次耐糖試驗2小時血糖也≥11.1毫摩爾／升，或空腹≥7.8毫摩爾／升。

手療取穴

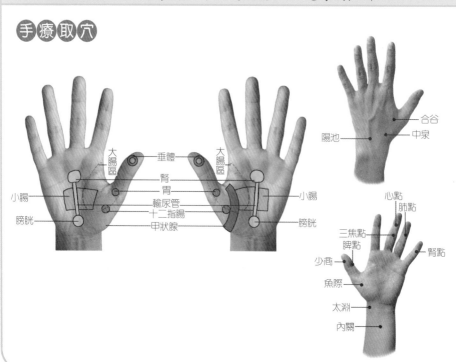

掌紋表現

1. 有兩三條明顯的放縱線，提示糖尿病信號（圖1）。

2. 十指甲均呈凹翹勺狀指甲者，為長期糖尿病所致（圖2）。

3. 體胖者雙手掌呈紅色，以十指腹發紅更為明顯者，提示糖尿病信號。

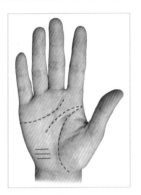
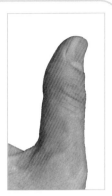

圖1 　　　　　　　圖2

按摩方法

合谷、內關、少商、魚際、太淵、陽池、中泉等選擇性按揉掐1～2分鐘。肺點、脾點、腎點、三焦點、心點等各點按揉1～2分鐘。胃、十二指腸、小腸、大腸區、垂體、腎、輸尿管、膀胱、甲狀腺、腹腔神經叢等各點揉或推按200～300次。

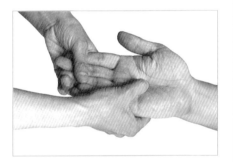

按揉腎反射區

生活注意

1. 按摩頭皮、臉頰數分鐘，由神經反射，調節大腦皮層高級神經中樞和植物神經的相對平衡，促進胰島素發揮正常作用。

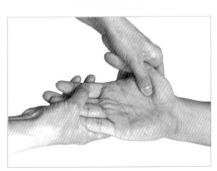

按揉甲狀腺反射區

2. 按摩上、下腹10分鐘。再自上而下推揉脊柱兩側10分鐘，最後揉摩四肢肌肉。每天1～2次。

甲狀腺功能亢進

甲狀腺功能亢進是由於多種因素引起的甲狀腺激素分泌過多所致的一種常見內分泌疾病。主要表現爲頸部甲狀腺呈彌漫性腫大、多食易饑、形體消瘦、怕熱、心悸、多汗、全身倦怠乏力，常伴有低熱、體重明顯減輕、多語、情緒激動、煩躁、失眠、面部潮紅、震顫、手心熱、眼球突出，大多數雙側或一側較爲明顯，但並非都有突眼，活動後氣促、心前區鈍痛、女性可有月經紊亂。

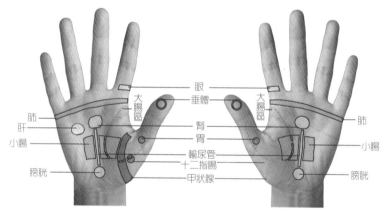

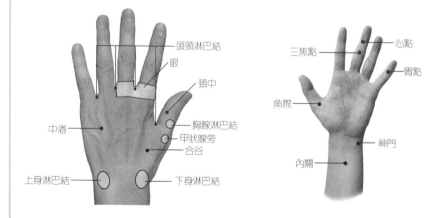

掌紋表現

1. 大拇指第二指節掌面鼓起，有壓痛感，提示甲狀腺功能亢進信號。

2. 過敏線中央有小島紋，提示甲狀腺功能亢進信號（圖1）。

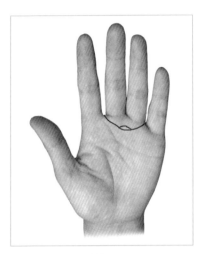

圖 1

按摩方法

合谷、內關、神門、中渚等各點按揉1～2分鐘。心點、腎點、頸中、咽喉點、三焦點等各點按揉掐1～2分鐘。

甲狀腺、甲狀旁腺、腎、輸尿管、膀胱、肺、垂體、各淋巴結區、胃、肝、眼等區有選擇性按揉或推按100～200次。

生活注意

配合局部按摩：先用指尖按壓三陰交、足三里、豐隆、太谿、風池穴各1分鐘，再用指腹順時針方向按摩各36次，每天2次。

慢性腎炎

急性腎小球腎炎未徹底痊癒，蛋白尿、血尿、管型尿、水腫、高血壓等症狀未能完全消失，病程超過一年者，稱爲「慢性腎小球腎炎」，簡稱「慢性腎炎」。病程長者可達數十年之久。

本病後期，大多數患者有水腫、貧血、高血壓和腎功能不全。

手療取穴

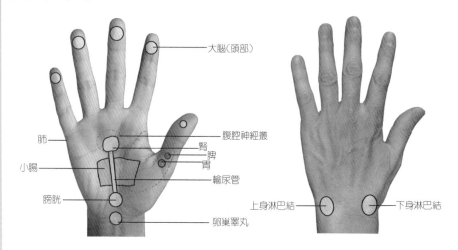

- 大腦（頭部）
- 肺
- 腹腔神經叢
- 腎
- 脾
- 胃
- 小腸
- 輸尿管
- 膀胱
- 卵巢睪丸
- 上身淋巴結
- 下身淋巴結

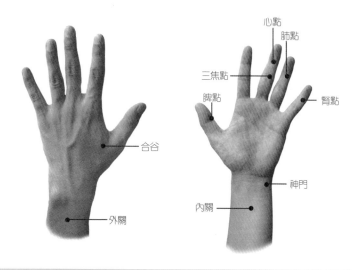

- 心點
- 肺點
- 三焦點
- 脾點
- 腎點
- 合谷
- 神門
- 內關
- 外關

掌紋表現

小指下掌面呈青色或淺白色；感情線通貫全掌，均提示腎炎信號。

按摩方法

合谷、外關、內關、神門、列缺等各點按揉1～2分鐘。三焦點、肺點、脾點、腎點、心點等各點按揉掐1～2分鐘。腎、輸尿管、膀胱、肺、脾、胃、小腸、生殖腺、大腦、腹腔神經叢、上身淋巴結、下身淋巴結、血壓區等選擇性按揉或推按100～300次。

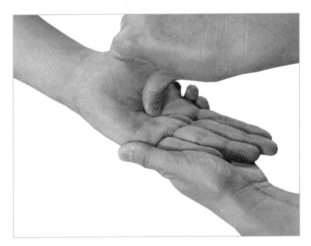

按揉腎反射區

生活注意

1. 橫搓下腰部60次，力度由輕到重。食指按壓湧泉穴5分鐘，揉搓足小趾3～5分鐘。每天2～3次。

2. 雙手分別捏住左、右耳垂，輕輕按摩耳垂，以發紅、發熱為度。然後揪住耳垂往下拉，再放手讓耳垂縮回原狀。每次200下，每天2～3次。

遺尿

遺尿是指小便不能隨意控制而自行排出的一種病症。表現爲小便頻數，淋漓不禁，雖知而不能自行控制，白晝多見者，稱爲小便失禁；夜間睡中自行排尿，醒後方知者，稱遺尿。

手療取穴

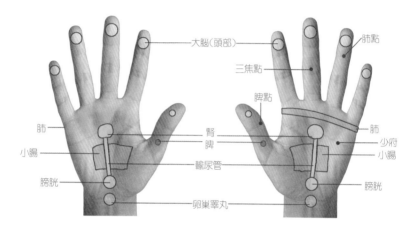

大腦（頭部）
肺點
三焦點
脾點
肺
肺
腎
少府
脾
小腸
小腸
輸尿管
膀胱
膀胱
卵巢睾丸

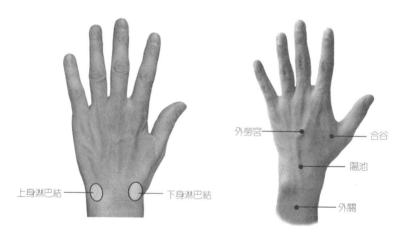

外勞宮
合谷
陽池
外關
上身淋巴結
下身淋巴結

掌紋表現

生命線與腦線起端交匯處呈小方形紋連接，提示有遺尿史。

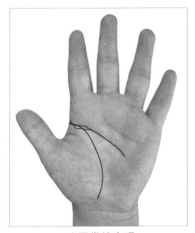

遺尿掌紋表現

按摩方法

少府、陽池、合谷、外關、外勞宮等各點按揉1～2分鐘。腎點、三焦點、肺點、脾點等各點按揉掐1～2分鐘。

腎、輸尿管、膀胱、尿道、肺、脾、生殖腺、腹腔神經叢、全身淋巴結等選擇性按揉或推按100～300次。

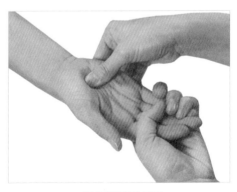

按揉膀胱反射區

生活注意

（1）以上方法每天按摩1～2次。每晚臨睡前少喝水。

（2）兒童遺尿者，半夜應叫醒起夜1次。

陽痿

陰莖不能勃起或勃起不堅，不能完成正常性交，多伴早洩，持續3個月以上者。器質性陽痿表現爲陰莖任何時候都有不能勃起，既不能在興奮時勃起，也沒有自發性勃起；功能性陽痿則有自發的勃起，但性交時勃起有失敗。

陽痿可見於其他疾病，如急慢性前列腺炎、睾丸及附睾病變、肝腎疾病、精神及神經疾病、病後虛弱及藥源性等，但絕大多數患者屬於功能性陽痿。

手療取穴

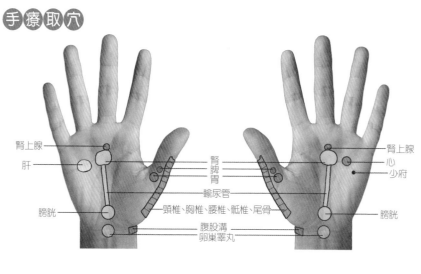

腎上腺
肝
膀胱
腎
脾
胃
輸尿管
頸椎、胸椎、腰椎、骶椎、尾骨
腹股溝
卵巢睾丸
腎上腺
心
少府
膀胱

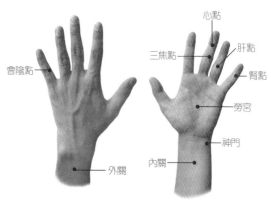

心點
肝點
三焦點
腎點
會陰點
勞宮
神門
外關
內關

掌紋表現

1. 小指下掌面處（坤位）和手腕根位打擊緣下方呈凹陷狀，提示陽痿信號。

2. 生命線內側生有支線，支線上又有小島紋，提示陽痿信號。

按摩方法

神門、內關、外關、勞宮、少府等各點按揉掐1～2分鐘。腎點、命門點、心點、肝點、會陰點、三焦點等選擇性點按揉掐1～2分鐘。腎、腎上腺、肝、心臟、輸尿管、膀胱、睾丸、陰莖、脾、胃、腹股溝、腹腔神經叢、脊柱各點等選擇性點按或推按100～200次。

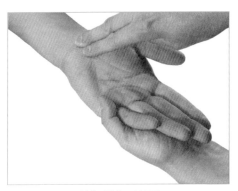

按揉睾丸反射區

生活注意

1. 以上方法每天按摩1～2次。不要濫用壯陽保健品，要在醫生指導下用藥。

2. 配合局部按摩：可在臨睡前和早晨醒來後，躺在床上，彎曲雙膝，將兩手搓熱，迅速兜住陰囊，輕輕揉擦睾丸120次。再將左手掌心按在肚臍上，右手疊放於左手上，按順時針、逆時針方向各揉動50次。如此反覆數遍。

遺精

頻繁遺精，每週2次以上。多有性慾減低、早洩、陽痿以及生殖器、附屬性腺的某些慢性炎症。

常伴失眠健忘、神疲頭暈、耳鳴目眩、精神抑鬱、形瘦乏力、心悸自汗、腰酸腿軟、小便頻數等神經衰弱症狀。

手療取穴

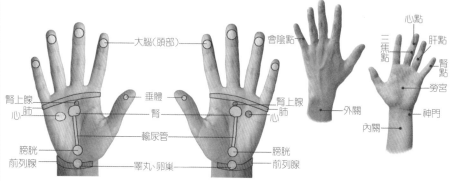

- 大腦（頭部）
- 會陰點
- 心點
- 肝點
- 三焦點
- 腎點
- 勞宮
- 神門
- 垂體
- 腎
- 腎上腺
- 心肺
- 外關
- 內關
- 腎上腺
- 心肺
- 輸尿管
- 膀胱
- 前列腺
- 膀胱
- 前列腺
- 睪丸·卵巢

按摩方法

神門、內關、外關、勞宮等各點按揉掐1～2分鐘。腎點、命門點、肝點、心點、三焦點、會陰點等選擇性點按揉掐1～2分鐘。

腎、腎上腺、肝、心臟、輸尿管、膀胱、肺、大腦、垂體、生殖腺、前列腺等選擇性點按或推按100～200次。

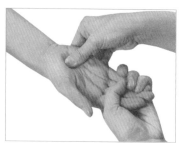

按揉膀胱反射區

生活注意

配合局部按摩：用拇指指尖反覆按壓太谿、足三里、關元穴各1分鐘。

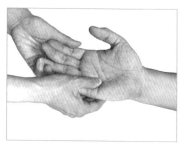

按揉肝反射區

前列腺疾病

前列腺疾病包括急慢性前列腺炎、前列腺肥大。急性細菌性前列腺炎，多為細菌由尿道上行感染而致。其次為附近器官炎症由淋巴管或血流感染前列腺。前列腺腺泡彌漫性白細胞浸潤，組織水腫。主要臨床表現為高熱、寒戰、排尿疼痛。

手療取穴

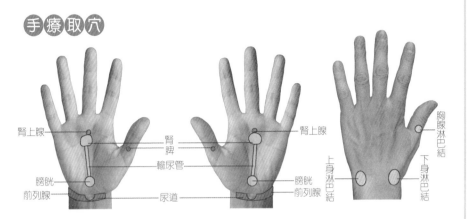

腎上腺　腎脾　輸尿管　腎上腺　胸腺淋巴結
膀胱　前列腺　尿道　膀胱　前列腺　上身淋巴結　下身淋巴結

掌紋表現

（1）生命線末端有大島紋，且島紋部位有鼓起之勢，提示前列腺增生信號。

（2）小指下掌面有異樣斑塊，此位有「米」字紋符號，或有小凹坑，或手掌有戴手套樣感覺，提示前列腺結石信號。

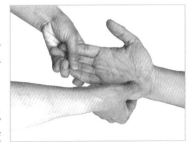

按揉前列腺反射區

按摩方法

每次每區按壓100下，輸尿管從腎開始向膀胱方向按壓，前列腺（尿道）從掌側腕橫紋中點向兩側按壓。3～5次／日，病情急、重可多次按壓，雙手取。腎上腺、上身淋巴腺、下身淋巴腺、胸部淋巴腺、脾行氣降逆，利水解毒，消炎消腫；腎、輸尿管、膀胱、前列腺、尿道消炎止痛，疏泄水道。

腎結石

腎結石是指發生於腎盂、腎盞及腎盂輸尿管連接部的結石。主要與甲狀腺功能亢進引起的高血鈣和高尿鈣的代謝性疾病有關，也與泌尿系梗阻、尿路感染有關，也與地理環境、氣候條件、飲食和營養因素有關。

主要表現爲腰部或上腹部疼痛、血尿等症狀。

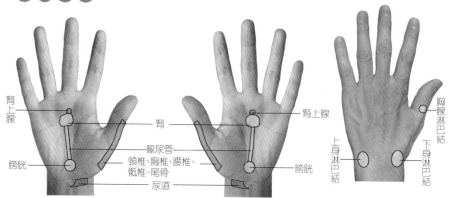

腎上腺　腎　輸尿管　頸椎、胸椎、腰椎、骶椎、尾骨　尿道　膀胱　腎上腺　膀胱　上身淋巴結　下身淋巴結　胸腺淋巴結

掌紋表現

生命線末端靠手腕處有「米」字樣紋路或有火柴頭大小樣小凹坑，提示腎結石信號。

按摩方法

以上各反射區每次每區按壓 100 下。輸尿管是從腎開始往膀胱方向按壓。根據病情輕重，每日 3 次至多次，雙手取。症狀消退後，2～3 次／日，堅持 1 週。

腎上腺、腎、輸尿管、膀胱、尿道、腰椎清熱利濕，行氣降逆，疏泄水道，通絡止痛。

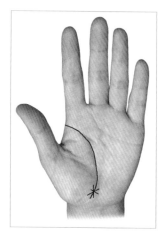

腎結石掌紋表現

膀胱炎

膀胱炎是指小便頻數短澀、滴瀝刺痛、欲出未盡、小腹拘急，或痛引腰腹的病症。

掌紋表現

生命線近末端生出幾條走向月丘的支線，支線兩側又有小支線，提示慢性膀胱炎信號。

若手掌下端坎宮有紅圓斑塊，提示慢性膀胱炎急性發作。

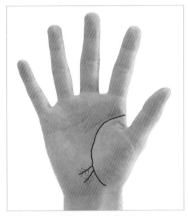

膀胱炎掌紋表現

尿管結石

尿管結石是發生於輸尿管的結石，初期腰痛較輕，或僅有不適感，有時小便未排完而尿流中斷。伴有面色蒼白、噁心、嘔吐、大汗淋漓，甚至休克。尿檢可見大量紅細胞，出血量多者肉眼可見紅色或粉紅色血尿。

掌紋表現

（1）生命線較短，約占全長的2/3，提示此人有遺傳性輸尿管結石信號。

（2）小指指甲面有白色斑塊，皮囊發紅色，提示輸尿管結石信號。

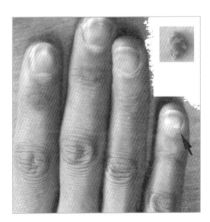

尿管結石指甲表現

慢性膽囊炎

慢性膽囊炎是膽囊的慢性病變，絕大多數病人都伴有膽囊結石，極少數是由細菌或寄生蟲所引起。透過超音波檢查，多可明確診斷，顯示出膽囊有結石和沉積物、膽囊壁增厚或萎縮。表現為腹脹，上腹或右上腹不適，持續性鈍痛，或右肩胛區疼痛、胃灼熱、噯氣、泛酸等。並且上述症狀往往進油煎食物加劇。體徵可見膽囊區輕度壓痛和叩擊痛，但無反跳痛，急性發作時可有腹肌緊張，偶可出現黃膽。

手療取穴

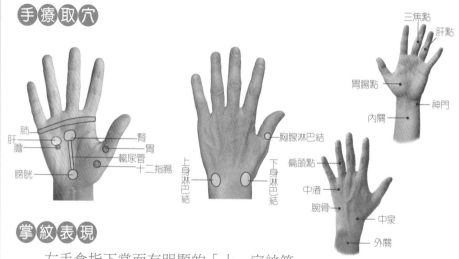

掌紋表現

右手食指下掌面有明顯的「十」字紋符號，提示膽囊炎信號。

按摩方法

外關、內關、腕骨、中渚、神門、中泉等選擇性點按揉彈撥1～2分鐘。三焦點、肝點、偏頭點、胃腸點等各點按揉掐1～2分鐘。腎、輸尿管、膀胱、肺、膽、肝、胃、十二指腸、胸腺淋巴結、上身淋巴結、下身淋巴結、腹腔神經叢等選擇性按揉或推揉100次。肝膽穴點按揉2分鐘。

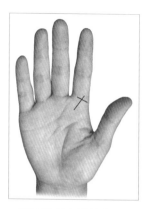

慢性膽囊炎掌紋表現

肝損傷

肝損傷系由於飲酒、藥物或肝臟本身有毛病所致。表現爲肝區不適，臉色灰黃，口苦等症狀。輕度肝損傷沒有明顯的症狀，但是在掌紋上有較大的變化。

掌紋表現

（1）有明顯的肝分線或肝分線上有島紋，多提示暴飲酒或因內服藥物所致的傷肝。

（2）肝分線延長成變異線，提示肝損傷信號。

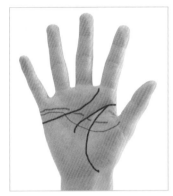

肝損傷掌紋表現

肝囊腫

肝囊腫是肝臟的良性疾病，分爲寄生蟲性肝囊腫和非寄生蟲性肝囊腫。此病可發於任何年齡，以20～50歲最易多見。小的囊腫無任何症狀，當囊腫長到一定程度時，會出現飽脹、噁心、嘔吐、右上腹不適等症狀。

掌紋表現

無論左右手，非健康線上有光滑的小島紋，提示有肝囊腫信號。

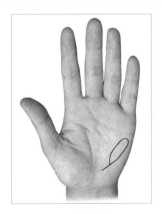

肝囊腫掌紋表現

痔瘡

痔瘡是指直腸末端黏膜下和肛管皮下靜脈叢發生擴大、曲張所形成的柔軟靜脈團，多見於成年人。因其發生的部位不同而分爲內痔、外痔、混和痔。發生原因是由於飲食不節、過食厚味、生冷、辛辣食物而使腸胃受損等所致。

手療取穴

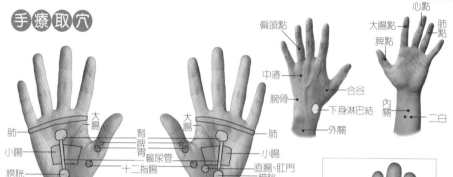

掌紋表現

地丘處有小豎形島紋者，提示痔瘡信號。

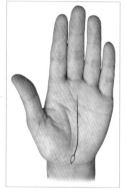

痔瘡掌紋表現

按摩方法

合谷、腕骨、內關、二白等各點按揉掐1～2分鐘。大腸點、會陰點、脾點等各點按揉掐1～2分鐘。直腸、肛門、胃、十二指腸、小腸、大腸各區、腎、輸尿管、膀胱、肺、脾、下身淋巴結等選擇性推按100～200次。下腹穴、心肺穴各點按揉1～2分鐘。

生活注意

1. 以上方法每天按摩1次。養成定時排便習慣，多食蔬菜、水果，多喝水。

2. 站立，一腳踏在地上，並將下肢伸直，另一下肢抬起，膝關節彎曲，兩手抱於膝下，盡力將膝部拉向身體，貼近腹部，左右交替，各做30次。

落枕

落枕多因睡眠時姿勢不當，或受風寒侵襲，造成頸部經絡不通，氣血運行不暢，也有在工作中不慎或猛然轉動頭部所致。臨床表現爲頸部強直，牽引作痛，俯仰、轉動受阻，並向一側歪斜。多見於晨起後，頸部胸鎖乳頭肌或斜方肌痙攣疼痛，轉動時活動受限加劇，並向頭部、背部及上肢放射。

手療取穴

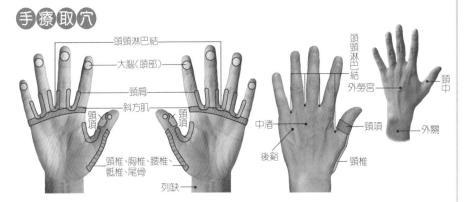

頭頸淋巴結　大腦(頭部)　頭肩　斜方肌　頸項　頸椎、胸椎、腰椎、骶椎、尾骨　列缺　中渚　後谿　頸椎　頭頸淋巴結　外勞宮　頸項　頸中　外關

按摩方法

　　列缺、後谿、中渚、外關、外勞宮等各點按揉1～2分鐘。頸中點點按2分鐘。
　　頸椎、頸項、大腦、斜方肌、頸肩區、頭頸淋巴結、胸椎等選擇性點按或推按100～200次。

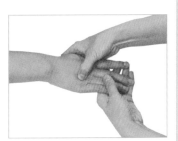

按揉外勞宮

生活注意

　　1.調整睡眠姿勢，使用合適的枕頭，避免著涼。
　　2.進行頭頸部前俯後仰、左右側偏及順時針、逆時針旋轉等動作。當轉到某個角度出現疼痛時，立即對此部位進行按揉，頭部繼續轉動，直至不感覺疼痛爲止。

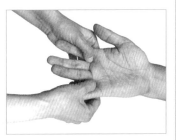

按揉頸肩區

頸椎病

頸椎病是指頸椎退行性改變或頸部軟組織病變所引起的綜合徵。多發於中老年人。

主要症狀為頸、肩、臂疼痛、上肢麻木、頸部活動受阻，或有眩暈、噁心、耳鳴、耳聾、視物不清等症狀，甚至出現上、下肢活動障礙、痙攣及癱瘓。在手法轉動頸部時，切忌突然發力及轉動幅度過大，以防不測。

手療取穴

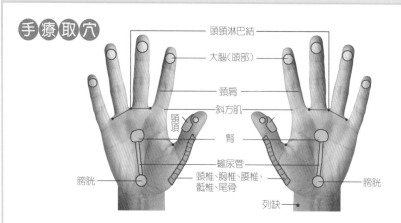

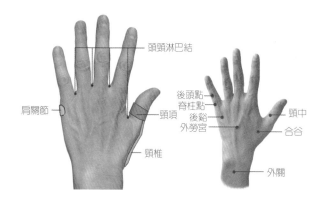

掌紋表現

無名指下方庭處，從腦線上生出一條走向小指根方向的支線，提示頸椎病信號。

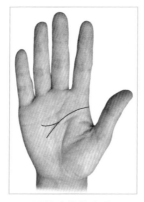

頸椎病掌紋表現

按摩方法

合谷、外關、養老、後谿、列缺、外勞宮等選擇性點按揉1～2分鐘。頸中點、後頭點、脊柱點等各點按揉1～2分鐘。頸椎、頸項、大腦、腎、輸尿管、膀胱、肩、斜方肌、頸肩區、頭頸淋巴結、胸椎等選擇性點按或推按100～200次。

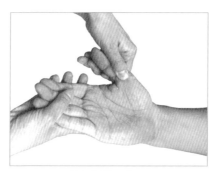

按揉頸椎反射區

生活注意

1. 以上方法每天進行2次。局部按摩天柱、頸夾脊穴等，每日1次，每次每穴100下。

2. 進行頭頸部的前俯後仰、左右旋轉、左右擺動的動作，反覆做4次。

肩周炎

肩周炎是肩關節周圍炎的簡稱，隱襲起病，年齡在50歲左右。

早期以肩痛、日輕夜重、影響睡眠並向附近放射爲主。晚期肩關節活動受限，以外展、外旋及後伸障礙爲最顯著。

手療取穴

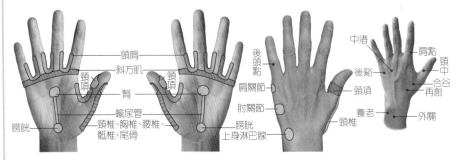

頸肩
斜方肌
頸頂
頸頂
腎
輸尿管
膀胱
頸椎、胸椎、腰椎、骶椎、尾骨
後頭點
肩關節
肘關節
膀胱
上身淋巴腺
中渚
後谿
養老
肩點
頸中點
合谷
再創
頸項
頸椎
外關

按摩方法

合谷、後谿、養老、外關、中渚等各點按揉1～2分鐘。肩點、後頭點、頸中點、再創等各點按揉掐1～2分鐘。肩關節、肘關節、頸肩區、斜方肌、腎、輸尿管、膀胱、頸項、頸椎、胸椎、上身淋巴結等選擇性按推或點按100～200次。

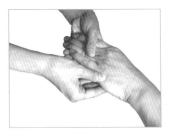

按肩關節反射區

生活注意

1. 以上方法每天按摩1～2次。局部按摩肩髃、肩髎、肩貞、臑俞等，每日1次，每次每穴100下。

2. 注意避免著涼，積極做肩部運動：兩手交替觸摸後頸部，反覆50～100下。

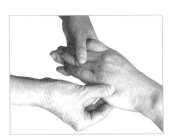

按肘關節反射區

站立，兩腳分開，與肩同寬，向上聳動兩肩，幅度逐漸由小到大，力度由弱變強，反覆50～100下。

腰椎間盤突出症

腰椎間盤突出症常有外傷或慢性腰痛史。腰痛及下肢放射痛，疼痛一般較劇烈，彎腰、咳嗽、排便時均會使疼痛加重，症狀以單側為多見。腰部活動受限，脊柱側彎，腰部壓痛及放射痛，壓痛點常在中線兩旁。直腿抬高40°時感覺腰痛。腰椎間盤突出症發作時，在腹股溝能摸到條狀結節，並有明顯壓痛感。

手療取穴

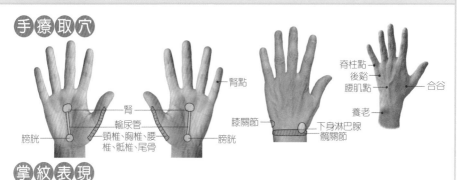

掌紋表現

1. 手背中指正下方靠手腕處有軟骨凸起或手掌背有淺白色斑塊，提示陳舊性腰椎間盤突出症。

2. 生命線末端線上或線內側有小凹坑，提示腰椎間盤突出症信號。

按摩方法

後谿、養老、合谷、腰痛點等各點按揉1～2分鐘。脊柱點、坐骨神經點、腰肌點、腎點等各點按揉1～2分鐘。腎、輸尿管、膀胱、腰椎、髖關節、下身淋巴結、膝關節、腹腔神經叢等選擇性點按或推按100～200次。

生活注意

1. 以上方法每天按摩1～2次。患病期間按醫生說的辦法去做，多休息，勿請非正規醫生在患部按摩。

2. 站立，不動，兩手叉腰，四指在前，腰部挺直，頭部及上身分別向左、向右旋轉各9次，幅度越大越好。

急性腰扭傷

急性腰扭傷是腰部損傷中最常見的一種，多發生在彎腰提起或搬運、移動重物時，因姿勢不對而受挫傷及腰部。也有因直接外力撞擊所致。

臨床表現爲有明顯的外傷史，受傷的腰部一側或兩側劇烈疼痛，活動不便，尤其是腰部不能挺直，前屈困難，嚴重者坐、臥、翻身都有困難，連咳嗽、深呼吸都感到疼痛加劇。

手療取穴

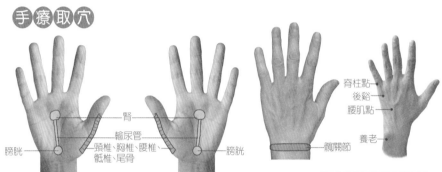

掌紋表現

生命線末端有大島紋或性線下彎走到掌心，提示腰扭傷引起的腰痛信號。

按摩方法

後谿、養老、腰痛點等各點按揉2分鐘。腰肌點、脊柱點、坐骨神經點等各點按揉掐1～2分鐘。腰椎、骶骨、腎、輸尿管、膀胱、胸椎、尾骨、腹腔神經叢、髖關節等選擇性點按或推按100～200次。

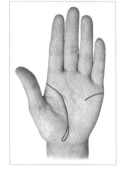

急性腰扭傷掌紋表現

生活注意

以上方法每天按摩1～2次。患病期間按醫生說的辦法去做，多休息，勿請非正規醫生在患部按摩。

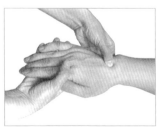

按揉髖關節反射區

關節炎

早期關節疼痛，多為持續性鈍痛，有的活動時劇痛，常伴有關節發軟。逐漸發展，在靜止不動後，再開始活動時比較困難，稍停片刻，適當活動後好轉。活動時內有摩擦感或有響聲。嚴重時關節劇痛，行動困難。嚴重膝關節炎關節可有腫脹，常可觸到或聽到撚發樣感覺或聲音。

手療取穴

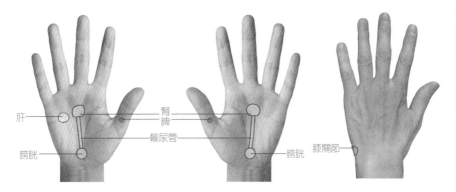

肝　　腎　脾　　輸尿管　　膀胱　膝關節　　膀胱

掌紋表現

（1）生命線末端分明顯大叉紋，提示關節炎信號。

（2）無名指、小指變彎曲，提示關節炎信號。

（3）肝分線延長到中指下，提示關節炎信號。

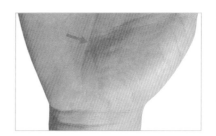

關節炎掌紋表現

按摩方法

手部反射區每次每區按壓100～200，3～4次/日，雙手取。重點按壓膝關節。膝關節、腎、肝、脾以清熱利濕，調理經氣，行氣活血，養血益陰，舒筋止痛，治療退行性關節炎。腎、輸尿管、膀胱排泄機體所產生的廢物，強身壯骨。

足跟痛

足跟痛多發生於40歲以上的中老年人,起病緩慢,多爲一側發病,可有數月或幾年的病史。早晨起床後站立時疼痛較重,行走片刻後疼痛減輕,但行走過久疼痛加重。局部檢查不紅不腫,壓痛明顯。

手療取穴

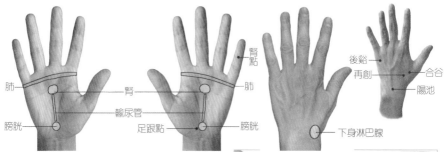

按摩方法

　　大陵、後谿、陽池、合谷等各點按揉1～2分鐘。足跟點、腎點、再創等各點按揉揯2～5分鐘。腎、輸尿管、膀胱、肺、下身淋巴結等選擇性點按或推按100～200次。足穴、腎穴按揉1～2分鐘。

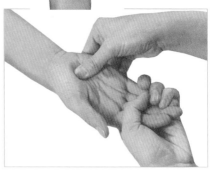

按揉足跟點

生活注意

　　1. 以上方法每日進行1～2次。

　　2. 脫鞋,光腳在水泥地上跺腳跟,每次跺50～100下,每天3～5次,堅持跺腳直至痊癒。

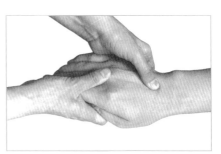

按揉陽池

痤瘡 痤瘡又稱粉刺、青春痘，是青少年最爲常見的一種毛囊皮脂腺結構的慢性炎症性疾患，多發於顏面部、胸部、背部形成粉刺、丘疹、膿庖、膿腫以及瘢痕等損傷，有礙美觀。

手療取穴

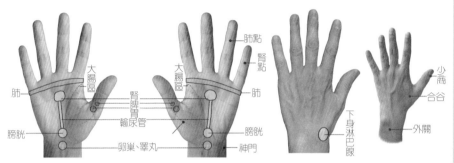

按摩方法

　　合谷、外關、少商、魚際、神門等選擇性點按揉掐 1～2 分鐘。肺點、腎點、三焦點、脾點、命門等各點按揉 1～2 分鐘。肺、脾、胃、腎、輸尿管、膀胱、大腸區、生殖腺等選擇性點按或推按 100～200 次。

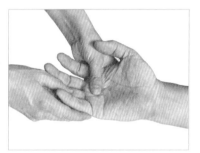

按揉肺反射區

生活注意

　　1. 以上方法每天按摩 1 次。

　　2. 大黃、硫黃各 15 克，硼砂 6 克，和勻，共研細末，用茶水調成糊狀，塗覆於面部。每天 1 次，7 天爲 1 療程。雞蛋 1 個，磕破，取出蛋清，用消毒藥棉蘸蛋清，貼在粉刺上，再貼上吸油面紙，20～30 分鐘後，由下往上撕去，分次即可去除。

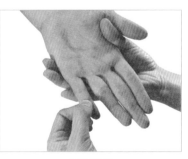

按揉腎點

蕁麻疹

蕁麻疹是在某種致敏物質的作用下所引起的過敏反應，常見的有花粉、灰塵、羽毛等，以及進食動物蛋白質如魚、蝦、蟹、蛋等，還有藥物如青黴素、鏈黴素等，腸道寄生蟲和胃腸功能障礙等，也能誘發本症。

主要症狀爲皮膚損害突然發生，爲局部性紅色或蒼白色大小不等的風圍，邊界清楚，形態不一，皮損大多數持續半小時至數小時後自然消退，消退後不留痕跡，患者自覺劇烈瘙癢及灼熱感。

手療取穴

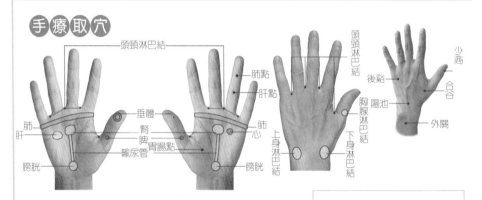

掌紋表現

無論左右手，有明顯的一條或兩條過敏線，提示此人爲過敏體質，易患蕁麻疹。

按摩方法

合谷、外關、少商、陽池、後谿等各點

按揉肺點

按揉掐1～2分鐘。肺點、胃腸點、肝點等各點按揉1～2分鐘。腎、輸尿管、膀胱、肺、脾、肝、垂體、腹腔神經叢、心臟、淋巴結各區、胃脾大腸區等選擇性點按或推按100次。

生活注意

1. 以上方法每天按摩1～2次。

2. 減少致敏物質的接觸，發病時馬上到醫院治療，避免喉頭水腫、休克等併發症的發生。

月經不調

月經不調有多種表現。月經先期：月經週期提前7天以上，甚至1月2潮。月經後期：月經週期退後7天以上，甚至每隔40～50天1潮。月經先後無定期；不按週期來潮，或提前或錯後。月經過多：週期正常，而經量明顯超過正常月經；月經過少：週期基本正常，而經量明顯減少或行經期縮短，甚至點滴即淨。

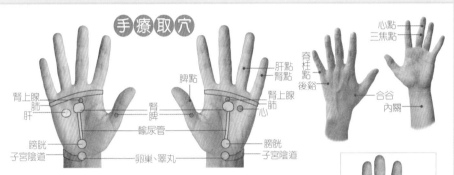

掌紋表現

地丘或放縱線呈網狀格子紋理，提示月經不調信號。

月經不調掌紋表現

按摩方法

合谷、後谿、內關等各點按揉1～2分鐘。腎點、心點、肝點、三焦點、脾點、脊柱點、命門等選擇性點按揉掐1～2分鐘。腎、腎上腺、輸尿管、膀胱、肺、肝、脾、心臟、子宮、卵巢、腹腔神經叢等選擇性點按或推按100～200次。

生活注意

1. 以上方法每天按摩1～2次。

2. 月經過少、經期後延，用益母草10克、紅棗20枚，水煎煮，熟後加紅糖調味即可。月經過多，將黑木耳焙乾，研末，每次6克，白糖送服。

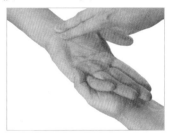

按揉卵巢反射區

痛經

大多數痛經發生於經前1~2天或行經第1天。劇烈疼痛持續約半小時至2小時，繼而成為陣發性中等度疼痛，約12~24小時後逐漸消失，亦有延至3~4天者。疼痛多呈陣發性絞痛或持續性隱痛。疼痛劇烈者可波及整個腹部、腰骶部或股內前側，並出現面色蒼白、冷汗淋漓、手足發冷、噁心嘔吐，甚至昏厥虛脫，常伴有如乳脹、尿頻、便秘、腹瀉等症狀。

子宮手療取穴

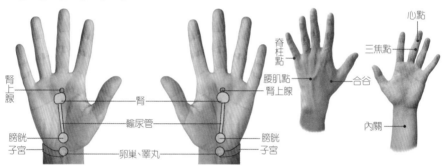

按摩方法

　　合谷、內關等各點按揉1~2分鐘。三焦點、心點、脊柱點、腰肌點各點按揉掐1~2分鐘。腎、腎上腺、輸尿管、膀胱、子宮、卵巢、腹腔神經叢等選擇性點按或推按100~200次。

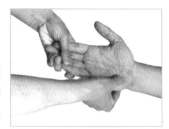

按揉子宮反射區

生活注意

　　1. 以上方法每天按摩1~2次。

　　2. 跪在床上，腰彎下，前臂屈曲貼在床上，胸部儘量向下壓，臀部高高拱起，堅持2~3分鐘。仰臥，屈腿，做腹式呼吸10~15次。均有利於經血外流，解除盆腔瘀血，緩解痛經。

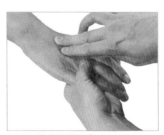

按揉腰肌點反射區

盆腔炎

慢性盆腔炎是急性盆腔炎未能及時徹底治療，或炎症較輕未能及時治療病程遷延，或患者體質差，病程遷延所致。慢性盆腔炎多經久不癒，反覆發作。

主要臨床表現爲下腹部墜脹、疼痛、腰骶部酸痛，月經期及經期前後加重，所以又稱繼發性痛經。

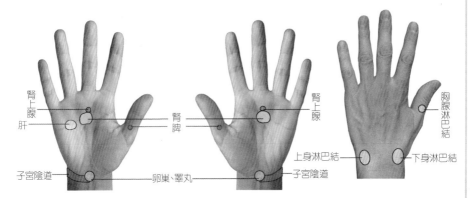

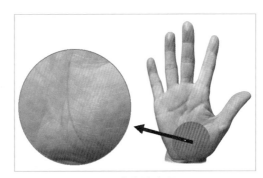

盆腔炎掌紋表現

掌紋表現

生命線末端線兩側生出支線呈掃把狀，提示盆腔炎信號。

防治方法

（1）千金止帶片，每次6克，1日3次，溫開水送服，15天為1療程。

（2）前列康片，每次4片，每日3次。此中成藥適宜於脾腎氣虛所致者。

子宮肌瘤

子宮肌瘤按肌瘤的生長部位可分爲漿膜下肌瘤、壁間肌瘤、黏膜下肌瘤、宮頸肌瘤、闊韌帶肌瘤。主要症狀爲經期延長或不規則出血，嚴重者可出現繼發性貧血。

掌紋表現

生命線末端處有一兩個小島紋符號，提示子宮肌瘤信號。

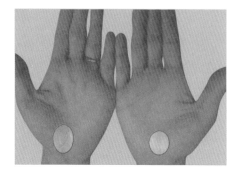

子宮肌瘤掌紋表現

卵巢囊腫

卵巢囊腫是婦科常見病，小者無什麼症狀，大者可有腹脹疼痛，大便秘結，小便頻，或白帶增多，胸脘滿悶。發現此病，應積極防治，對較大囊腫服藥效果差者，宜手術治療。

掌紋表現

生命線末端兩側生有狹長島紋，提示卵巢囊腫信號。

防治方法

養血化瘀散結方（謝海洲教授）：當歸、生地、澤蘭各12克，赤白芍、桃仁、元胡、香附、丹皮、五靈脂、地骨皮各9克，川芎、紅花、三棱、莪朮各6克，丹參、坤草各15克，鱉甲24克，水煎內服，不少於30劑，每日1劑，早晚分服。

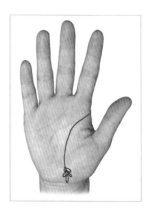

卵巢囊腫掌紋表現

白帶異常

女性正常的白帶是少量無色或白色、無特殊氣味、黏而不稠的液體，但當這種分秘物的量明顯增多，色、質和氣味發生變化並伴有全身或局部症狀，稱為白帶異常。

掌紋表現

‧ 生命線與腦線的起點交匯處分開距離大，提示白帶異常信號，也提示此人性格急躁。

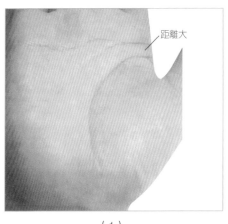

距離大

(1)

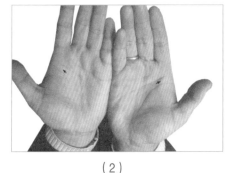

(2)

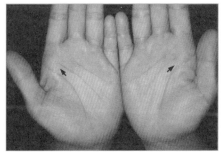

(3)

白帶異常掌紋表現

更年期綜合徵

更年期綜合徵是指婦女在45～55歲之間，由於卵巢功能退行性改變，所表現出一系列內分泌失調的植物神經功能紊亂的症候。

主要表現：經行紊亂，面部潮紅，烘熱汗出，煩躁易怒，精神疲倦，頭暈耳鳴，心悸失眠，甚至情志異常。

手療取穴

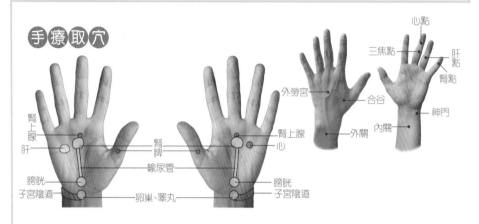

按摩方法

合谷、外關、內關、神門、外勞宮等各點按揉1～2分鐘。肝點、心點、腎點、三焦點、會陰點等各點按揉掐1～2分鐘。腎、腎上腺、輸尿管、膀胱、卵巢、子宮、腹腔神經叢、心、肝、脾等選擇性點按或推按100～200次。

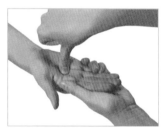

按揉腎上腺反射區

生活注意

1. 以上方法每天按摩1～2次。

2. 配合局部按摩：拇指指端按揉足三里、三陰交、腎俞、命門、氣海、膻中穴各1～2分鐘。

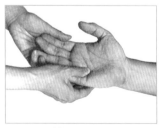

按揉肝反射區

近視

近視度數一般在 -5 屈光度以下，常發生在幼年時代，以後略加深，至20歲時可自行停止加深。也有因不注意用眼衛生，長時間閱讀，使睫狀肌持續收縮，形成痙攣狀態，使晶體懸韌帶放鬆，晶體屈光度增加而形成近視。

手療取穴

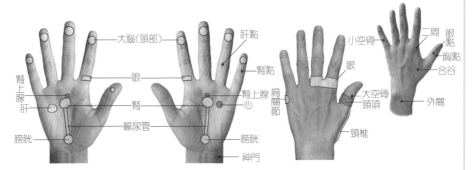

掌紋表現

1. 無名指下感情線上有小眼島紋或橫「8」字紋，多提示近視眼信號（圖1）。

2. 腦線上中央有一個小眼島紋，提示近視信號。

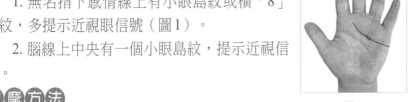

圖1

按摩方法

合谷、外關、神門、二間、大骨空、小骨空等選擇性點按揉掐1～2分鐘。肝點、腎點、眼點、胸點等各點按揉掐1～2分鐘。眼、大腦、腎、腎上腺、輸尿管、膀胱、肝、心、頸椎、肩關節、頸肩區等選擇性點按或推按100～200次。

生活注意

1. 以上方法每天按摩1～2次。

2. 配合眼部按摩：按摩面部四白、睛明、攢竹、太陽穴各16下，每天2次。

耳鳴、耳聾

耳鳴:自覺耳中有各種不同的聲響,有的如蟬鳴,有的如鼓風機樣,有的如雷聲隆隆,周圍環境安靜及夜間加重,往往影響睡眠。

耳聾:自覺聽力減退,感覺周圍聲音較遠。聽不清別人講話,甚至完全聽不見別人的聲音。與人交談時常表現出側耳細聽狀,且說話聲音較大,讓聽者有刺耳感。

手療取穴

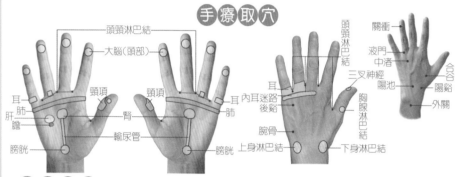

掌紋表現

1. 小指下感情線上有小島紋符號,提示耳鳴信號。

2. 性線微微下彎,提示耳鳴信號(圖1)。

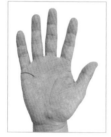

圖1

按摩方法

外關、中渚、液門、合谷、後谿、陽池、陽谿、腕骨、關衝等選擇性點按揉掐1～2分鐘。腎點、偏頭點、耳點、脊柱點等各點按揉掐1～2分鐘。腎、輸尿管、膀胱、肺、大腦、腦幹、三叉神經、耳、內耳迷路、頸項、肝膽、淋巴結各區等選擇性點按或推按1～2分鐘。

生活注意

1. 以上方法每天按摩1～2次。

2. 用雙手食指按動、搓動耳珠各30～40次。耳珠部位有聽宮、聽會、耳門等穴位,都有清熱聰耳的作用,為治療耳病的重要穴位。

鼻炎

慢性單純性鼻炎：交替性鼻塞，黏性鼻涕，伴嗅覺減退、頭暈、鼻涕多等；慢性肥厚性鼻炎：持續性鼻塞，黏性或膿性鼻涕，可伴有耳鳴、耳聾、咽部不適等。鼻黏膜呈桑椹樣增厚，鼻底部充滿黏性膿性分泌物。

手療取穴

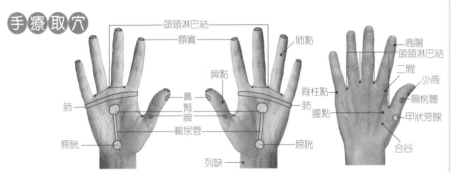

掌紋表現

1. 食指、中指指縫有方形紋符號，提示慢性鼻炎信號（圖1）。

2. 感情線末端有方形紋符號做終結，提示鼻癌先兆。

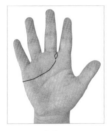
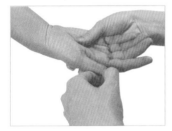

圖1　　　　　　按揉鼻反射區

按摩方法

合谷、列缺、少商、商陽、二間等選擇性點按揉按1～2分鐘。肺點、腰點、脾點、脊柱點等點按2～3分鐘。肺、脾、鼻、腎、輸尿管、膀胱、額竇、扁桃體、頭頸淋巴結、甲狀旁腺等推按100～200下。

生活注意

1. 以上方法每天結合鼻竇部按摩1～2次。

2. 拇指指腹從鼻根部兩側擦至迎香穴50次；拇指指端按揉兩側風池穴各50次，以局部發熱為度。

咽炎

急性咽炎常由於受涼、傷風、過度疲勞、飲酒過度、長期受到刺激性氣體的刺激等原因所引起，也有因職業關係用聲不當所致。主要症狀爲咽部乾癢、微痛、灼熱感、異物感、因咽癢而引起咳嗽，易受刺激而引起噁心、乾嘔，一般晨起時較輕，午後或入夜加重。可伴有發熱、頭痛等症狀。慢性咽炎常由急性咽炎遷延而致，症狀雖不如急性咽炎如此劇烈，但治療較急性咽炎困難，且容易反覆發作，需持之以恆，效果方能滿意。

手療取穴

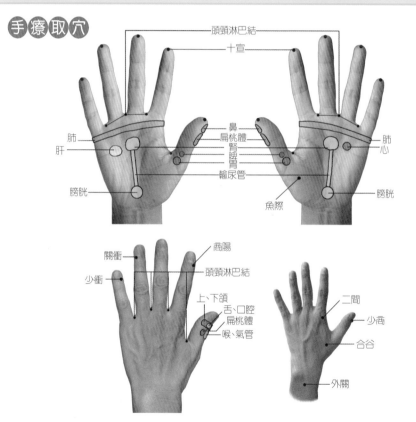

掌紋表現

1. 食指、中指指縫有魚刺樣紋路，提示咽炎信號。
2. 感情線末端分叉，叉紋又被小方形紋叩住，提示咽炎信號。

按摩方法

少商、商陽、合谷、外關、魚際、二間、關衝、少衝、十宣等選擇性點按揉掐1～2分鐘。咽喉點、扁桃體點、肺點、後頭點等各點按揉掐1～2分鐘。

扁桃體、喉、腎、輸尿管、膀胱、肺、頭頸淋巴結、鼻、上額、下額、口腔、心、肝、脾、胃等選擇性點按或推按100次。

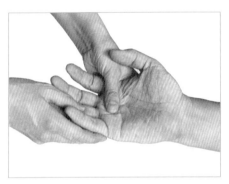

按揉肺反射區

生活注意

1. 以上方法每天按摩1～2次。

2. 平時加強鍛鍊：張開嘴巴，心裡默念「啊一」字，口腔內上齶使勁上挺，使上齶口腔正中的懸雍垂儘量向上挺起，舌在口腔內做自然伸縮運動，使咽部得到拉伸。

接著口中默念「嗷一」字，兩腮內塌，口腔變窄，口腔正中的懸雍垂部分向上提起，下頜骨微向下拉開，舌在口腔內做自然伸縮運動，使咽部上下左右都隨之運動。

肥胖

（1）體重超過同齡、同性別、同身高的標準體重的20%以上者，排除肌肉發達或水液瀦留因素。標準體重（公斤）＝〔身高（公分）－100〕×0.9。

（2）表現爲形體臃腫，腹部前凸，疲倦乏力，動則氣喘，多汗腰痛，便秘等。輕度肥胖（體重超過標準體重20%以上）症狀不明顯。中度肥胖（體重超過標準體重的50%以上）除有以上表現外，常有嗜睡、心臟擴大、心力衰竭，以及食慾亢進、容易饑餓，或閉經、陽痿、不育等性功能異常，嚴重者還可出現糖尿病、高血壓、冠心病、高血脂症等嚴重併發症。

手療取穴

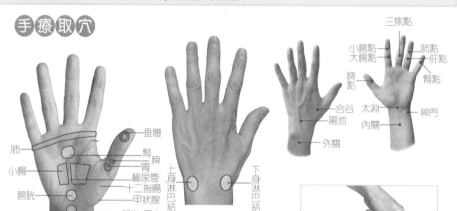

按摩方法

合谷、太淵、外關、內關、神門、陽池等各點按揉1～2分鐘。肺點、脾點、腎點、三焦點、肝點、大腸點、小腸點等選擇性點按揉掐1～2分鐘。腎、輸尿管、膀胱、肺、甲狀腺、垂體、生殖腺、脾、胃、十二指腸、小腸、大腸、上下身淋巴結等選擇性點按或推按200次。

按揉胃反射區

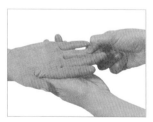

按揉肺點

暈車、暈船、暈機

手療取穴

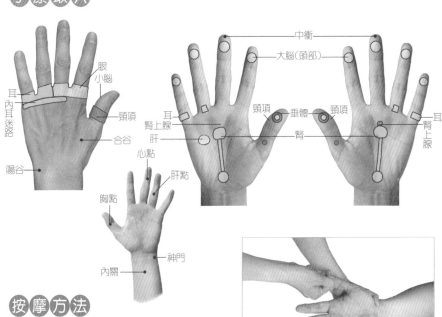

按摩方法

　　內關、神門、合谷、陽谷、中衝等各點按揉掐1～2分鐘。心點、肝點、胸點等各點按揉掐1～2分鐘。垂體、小腦與腦幹、大腦、頸項、內耳迷路、耳、眼、肝、腎、腎上腺等選擇性點按或推按100～200次。

按揉垂體反射區

生活注意

　　在上車、上船、登機前，進行上述按摩。

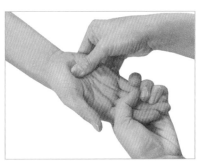

按揉內耳迷路反射區

乳腺增生

乳腺增生又稱「乳腺小葉增生」，表現為單側或雙側乳房發生多個大小不等的腫塊，質韌實或囊性感，境界不清，活動度好，月經期間較為明顯。局部有壓痛及不適感，重者局部刺痛或隱痛，伴有咽乾、口苦、易怒、頭暈等症狀。

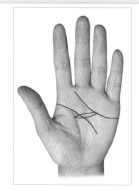

掌紋表現

無名指下方庭內有斜樣島紋相切感情線和智慧線，提示乳腺增生信號。

乳腺增生掌紋表現

疝氣

疝氣多發生在小兒，是由於小孩出生後，腹股溝處的「腹股鞘狀突」關閉不完全，導致腹腔內的小腸、網膜、輸卵管等進入此鞘狀突而形成的。通常在小孩哭鬧、運動、排便後，有腹股溝處會出現一個鼓起塊狀物，有時會延伸至陰囊或陰唇。疝氣一般發生率為1%～4%，男孩是女孩的10倍。其發生的時間可能在出生後數天、數月，也可能在數年後發生。

掌紋表現

生命線末端靠地丘處生有三角紋，提示盆腔炎信號。

臨床發現青年女性有此三角紋符號，多提示此人（或母親姐妹）有痛經史。

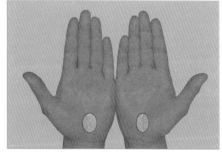

疝氣掌紋表現

男性不育傾向

掌紋表現

（1）無性線，生殖線、感情線起端由島而起，食指指紋呈大弓形指紋，提示男性不育信號（圖1）。

（2）十指指甲寬短，整個指甲呈方形，以大拇指最為明顯，提示男性不育信號（圖2）。

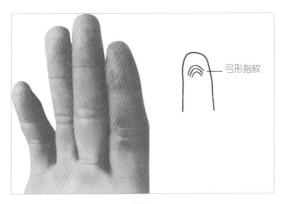

弓形指紋

圖1

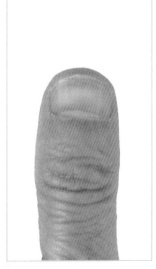

圖2

女性不孕傾向

掌 紋 表 現

（1）無性線，感情線起端光滑無生殖線，提示女性不孕信號（圖1）。

（2）只有明顯的一條性線延長到小指中垂線處，多提示幼稚型子宮（圖2）。

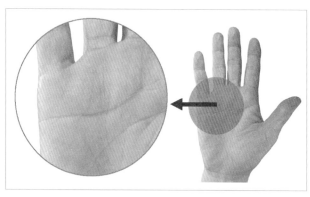

圖1

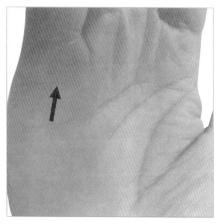

圖2

性功能障礙

掌紋表現

（1）性線末端有島紋或有干擾線，提示性生活障礙信號（圖1）。

（2）性線下彎交感情線，有走向掌心之勢，提示性生活障礙信號（圖2）。

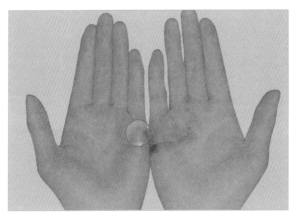

圖1

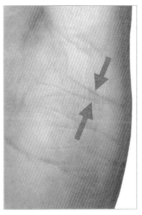

圖2

肺癌先兆

掌紋表現

手掌乾巴無光澤，感情線幾乎有主線一樣明顯的干擾線，並出現有雪梨線或變異線，提示肺癌信號

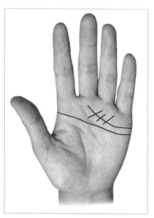

防治方法

粳米2兩，大棗30克，加水在鍋內小火熬成稀粥，再加入蜂蜜兩三勺，中藥白及研末12克，三七研末6克拌勻，每日早晚空腹食用。

〔註〕雪梨線：指手掌近心橫曲紋的起端一直延伸到掌邊的線。因為在澳洲雪梨市發現較多而以此命名。

食管癌先兆

掌紋表現

中指下有明顯的方形紋符號叩住感情線，多提示此人有家族性食道癌病史。

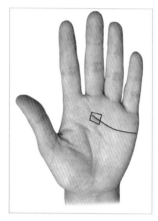

防治方法

此病多見於40歲以上的男性患者。臨床上食管癌與遺傳有關，與飲酒，喜吃烈性熱酒，喜食醃菜等有關。建議有食管癌家族史的患者，平時不宜食太燙或太硬太冷的食物。若患有此病，飲食宜以顧護脾胃，加強營養，多食健脾、理氣、散結之功能的食物。如鵝血、鴨血、陳皮、山藥、扁豆等。

乳腺癌

掌紋表現

（1）雙手非健康線上均有大島紋或線上有「米」字紋，提示乳腺癌信號（圖1）。

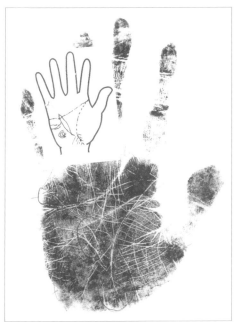

圖1

（2）乳腺增生島紋下邊延長線穿智慧線和生命線，直搗入大拇指掌面內，或兼有非健康線變粗，並出現雪梨線（圖2）。

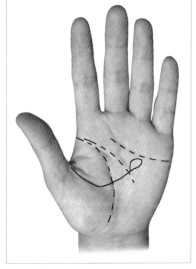

圖2

肝臟惡變病先兆

掌紋表現

（1）生命線走到全程一半突然消失，提示此人家族（上輩人）有肝硬化病史（圖1）。

（2）有明顯的肝分線，十指背並有靜脈血管豎形浮露，為患慢性B型肝炎所致，應積極防治肝惡變病之發生（圖2）。

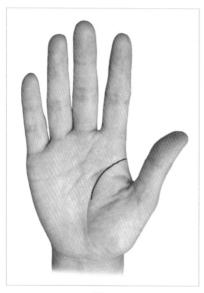

圖1

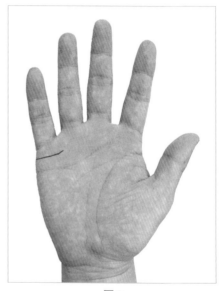

圖2

防治方法

（1）有肝硬化家族史的人，應養成良好的飲食習慣，終生忌菸酒，遇事勿大怒。

（2）宜食增強機體免疫功能和軟堅散結利水的食物，如蜂蜜、山楂、刀豆、蘑菇、桑椹子、鯉魚、冬瓜、赤小豆等。

婦科惡變病傾向

掌紋表現

生命線末端地丘處眾多小島紋堆集呈葡萄花朵形狀，又有明顯的雪梨線生出，且末端有島紋，提示婦科惡變病信號。

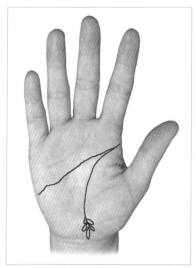

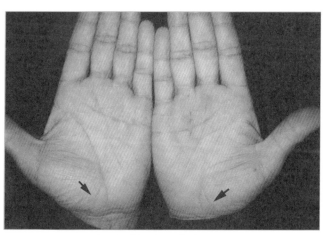

婦科惡變病傾向掌紋表現

直腸腫瘤傾向

掌紋表現

地丘有如主線一樣明顯的豎形島紋，或島紋掌面內有凸起之勢，提示直腸腫瘤信號。

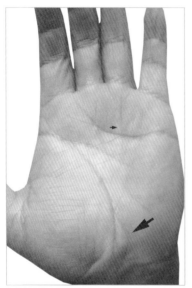

直腸腫瘤傾向掌紋表現

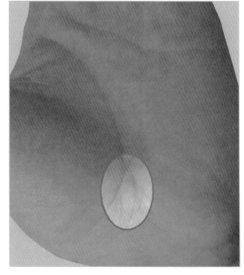

防治方法

（1）奇異果、胡桃，常常生吃。

（2）馬齒莧一把，綠豆50克，熬湯常服用。

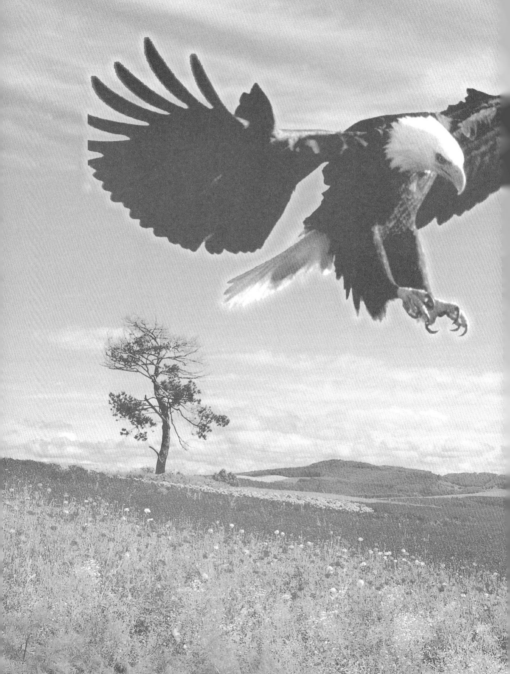
大展好書　好書大展
品嘗好書　冠群可期